Einschlaf-
Meditationen

DK | Penguin Random House

Für die deutsche Ausgabe:

Programmleitung Monika Schlitzer
Redaktionsleitung Anne Heinel
Projektbetreuung Doreen Wolff
Herstellungsleitung Dorothee Whittaker
Herstellungskoordination Arnika Marx
Herstellung Christine Rühmer

Übersetzung Wiebke Krabbe, Damlos
Lektorat Lesezeichen Verlagsdienste, Köln

Titel der englischen Originalausgabe:
Sleep meditations. To help tired minds unwind and drift off…

Der Originaltitel erschien 2020 in Großbritannien bei Aster, ein Imprint der Octopus Publishing Group Ltd, London

ISBN 978-3-8310-4306-4

Druck und Bindung in China

MIX
Papier aus verantwortungsvollen Quellen
FSC® C016973
FSC www.fsc.org

www.dk-verlag.de

Hinweis
Die Informationen und Ratschläge in diesem Buch sind von der Autorin und vom Verlag sorgfältig erwogen und geprüft, dennoch kann eine Garantie nicht übernommen werden.

Eine Haftung der Autorin bzw. des Verlags und seiner Beauftragten für Personen-, Sach- und Vermögensschäden ist ausgeschlossen.

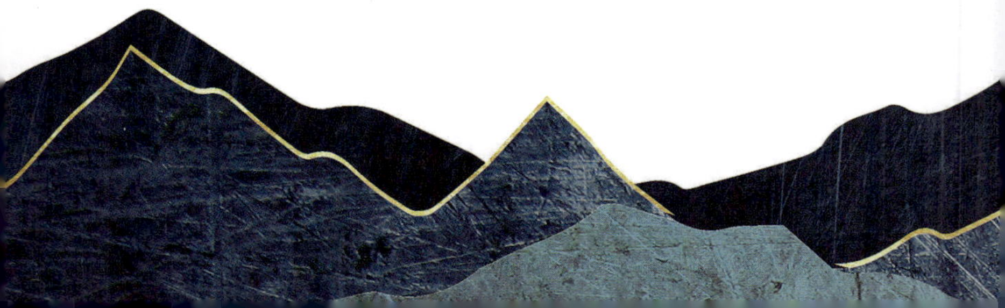

Einschlaf-Meditationen

Loslassen, zur Ruhe kommen, entspannen

Danielle North

DK

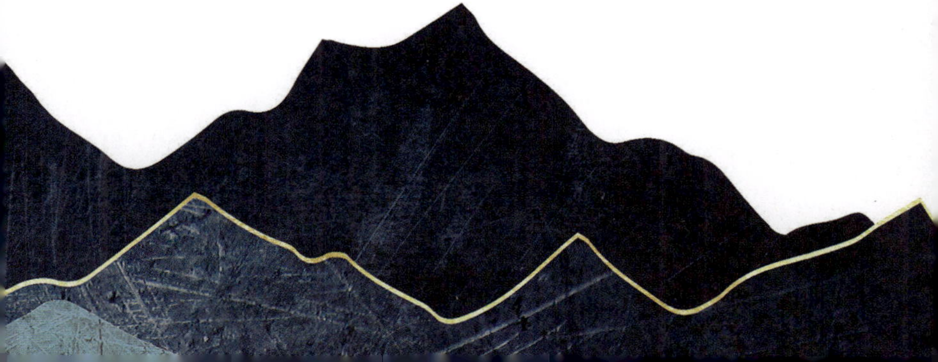

Inhalt

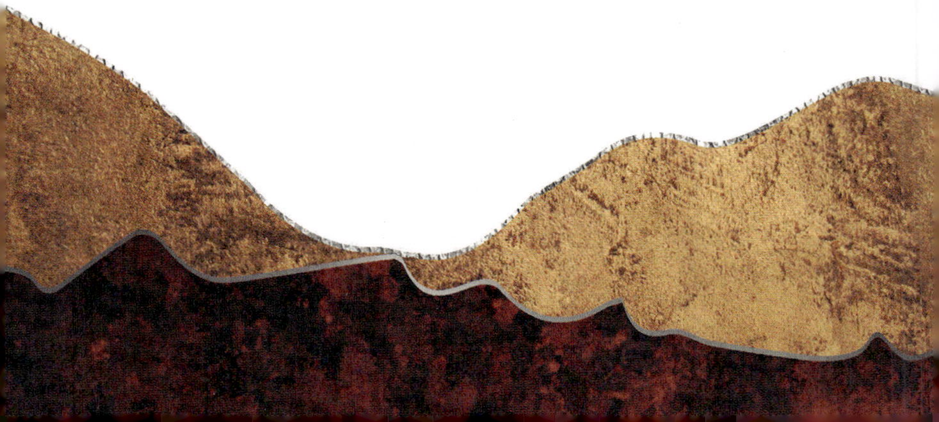

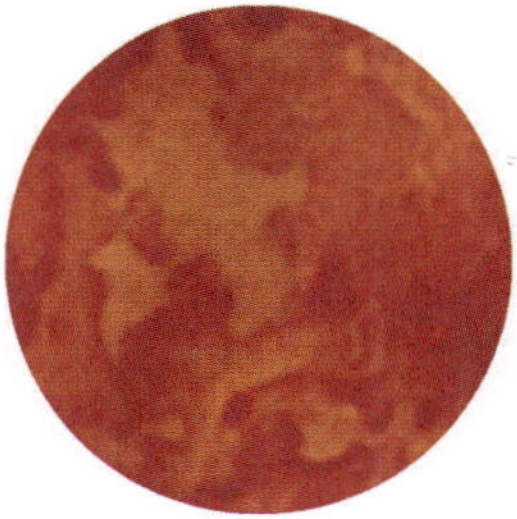

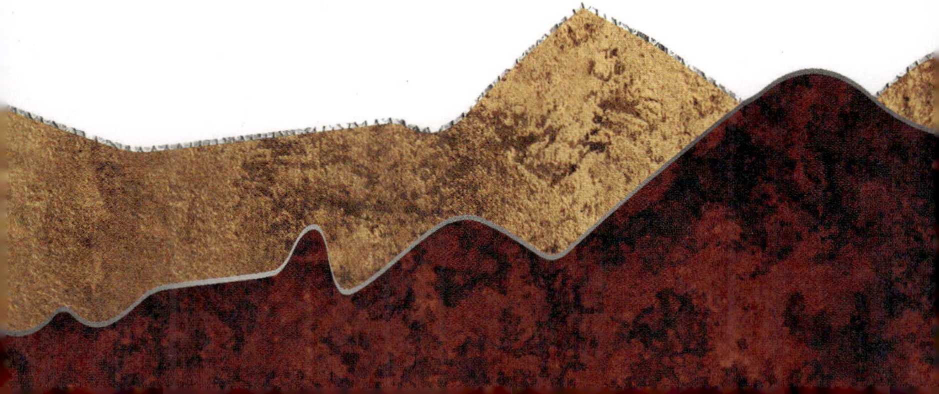

Einleitung
Vorbereitung auf den Schlaf

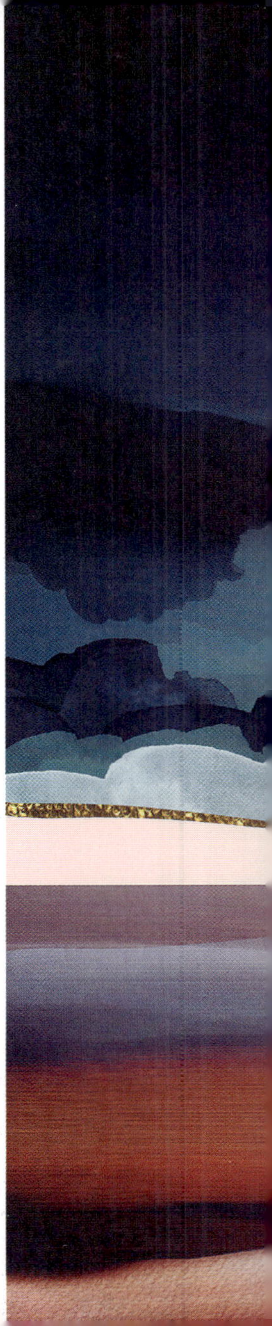

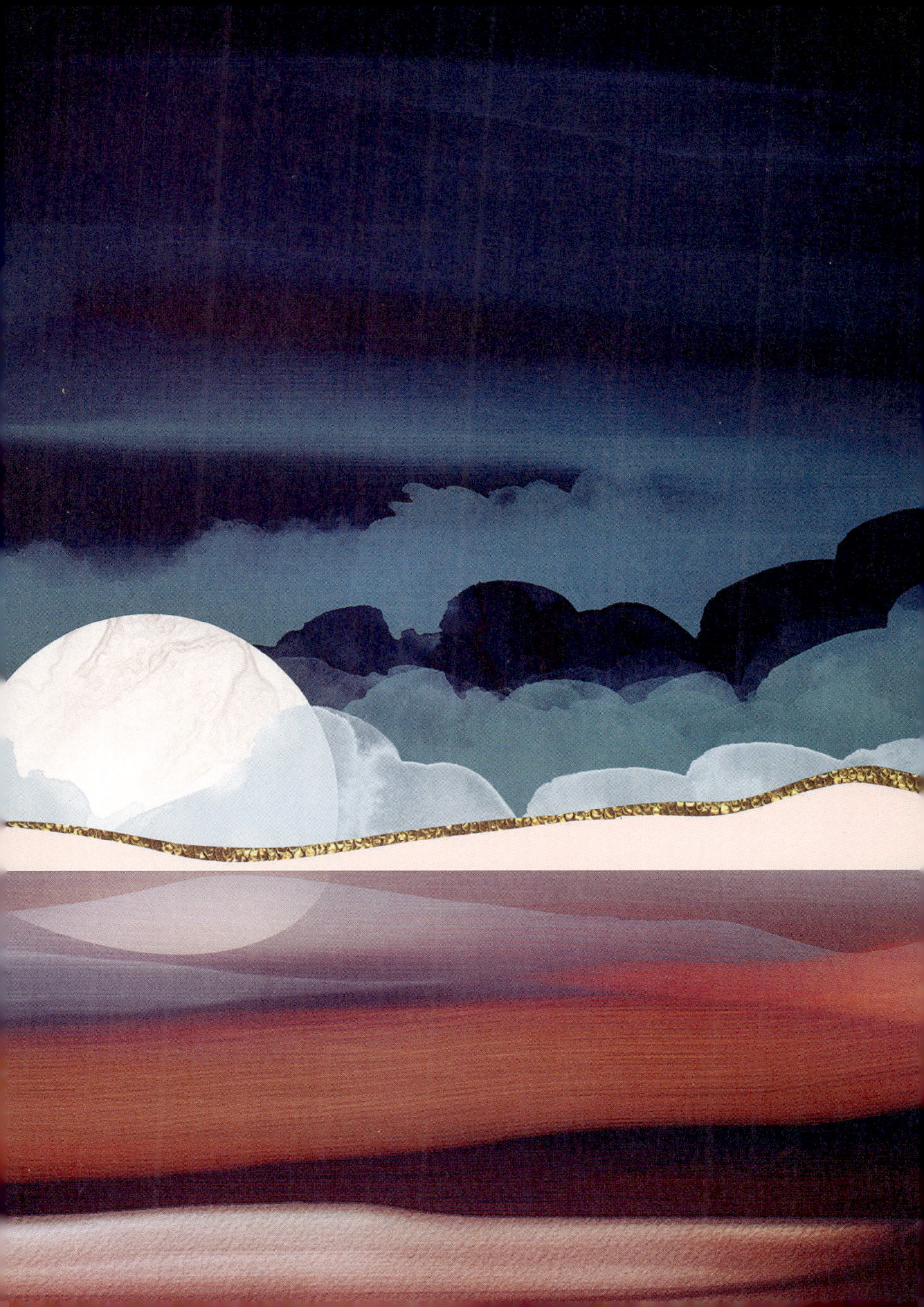

Schlaf ist kostbar. Wir brauchen ihn zur Erholung, Vitalisierung und für Reparaturprozesse, und … durch unsere Träume können wir eine tiefe Beziehung zu uns selbst herstellen. Viele Menschen leiden jedoch von Zeit zu Zeit an Schlafstörungen. Oft sind junge Eltern betroffen, aber auch andere Umstände, beispielsweise Prüfungsstress, der Jahreszeitenwechsel, Krankheit, beruflicher Stress oder Stimulanzien (z. B. Kaffee, Alkohol oder Zucker) können unseren Schlaf stören oder gar rauben. Selbst das Älterwerden wirkt sich auf den Schlaf aus. Dabei hat die Schlafqualität großen Einfluss darauf, wie fit, konzentrationsfähig oder kreativ wir während unserer wachen Stunden sind.

Viele Menschen meditieren morgens, um einen klaren Kopf zu bekommen und sich auf den Tag einzustimmen. Das ist zweifellos eine gute und empfehlenswerte

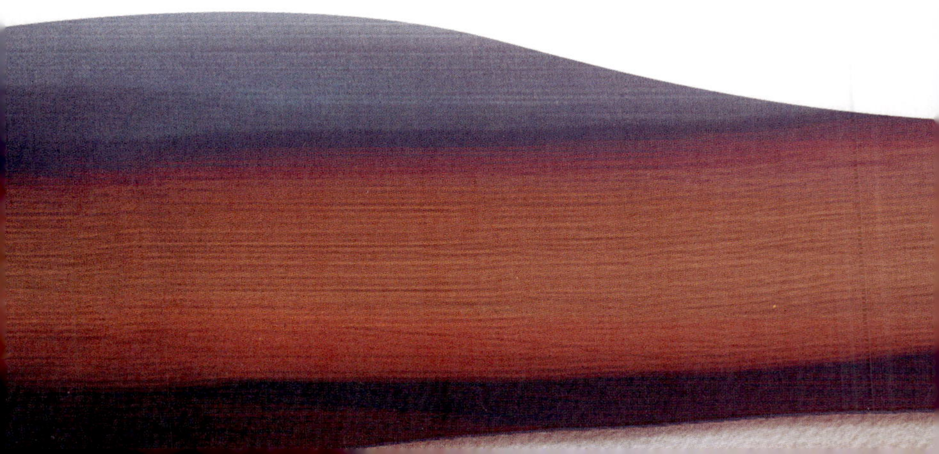

Strategie. Wenn uns aber der Alltag fest im Griff hat, denken wir zu selten darüber nach, wie wir den Tag beenden und uns auf den Schlaf vorbereiten können. Mütter wissen, wie wichtig Einschlafrituale für kleine Kinder sind: Allein die Regelmäßigkeit beruhigt das Kind und lässt es entspannt einschlummern. Dasselbe gilt für Erwachsene. Wenn wir elektronische Geräte frühzeitig abschalten, das Licht dämpfen, auf Stimulanzien verzichten und uns bewusst mit kleinen Ritualen auf den Schlaf vorbereiten, kommt das zentrale Nervensystem zur Ruhe. Das bewirkt, dass wir tief schlafen und entsprechend erholt aufwachen.

Dieses Buch enthält Meditationen, die beim Lesen entspannend wirken und helfen, geistig zur Ruhe zu kommen. Zu jeder Meditation wird ein ätherisches Öl (oder eine Mischung) empfohlen, die zum Thema passt und zusätzlich den Schlaf begünstigt. Eingeleitet wird jede Meditation mit einem kurzen körperlichen oder geistigen Ritual, das ebenfalls Ruhe und Entspannung fördert.

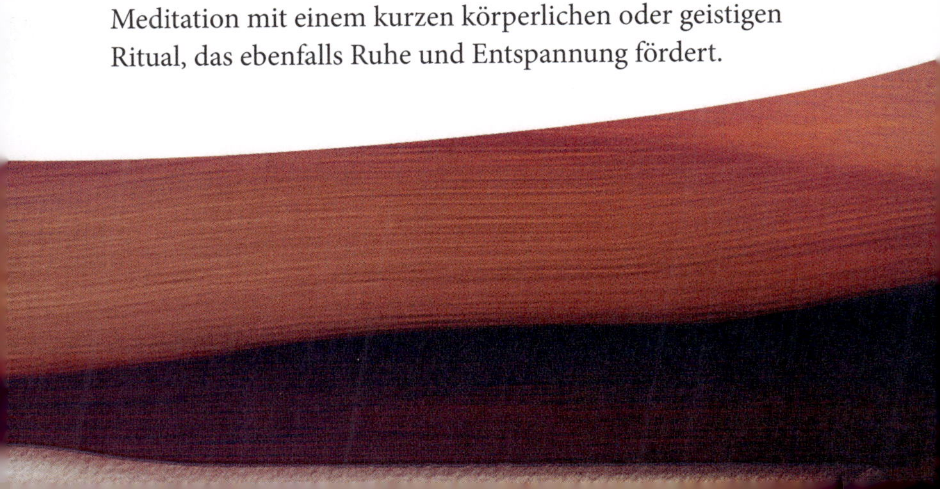

Öle und Rituale sind Extras, die du dir gönnen solltest, wenngleich sie nicht zwingend notwendig sind. Die Meditationen wirken auch für sich allein. Ich erkläre zwar, ob eine Meditation am besten im Stehen, im Sitzen oder im Liegen durchgeführt werden sollte, höre aber hier vorrangig auf deinen Körper und wähle eine Position, in der du dich wohlfühlst.

Ich empfehle jedem, sich vor der Schlafmeditation bettfertig zu machen, damit der entspannte Körper- und Geisteszustand auf direktem Weg in den Schlaf übergehen kann. Bereite dich vor, indem du Fernseher, Smartphone und andere elektronische Geräte abschaltest. Schließe Vorhänge oder Jalousien. Wechsle von heller Deckenbeleuchtung zu Kerzen, damit der Melatoninspiegel nicht durcheinandergerät.

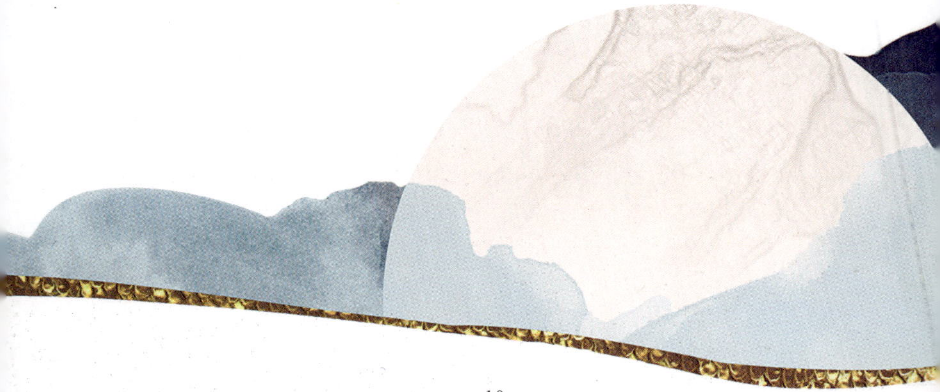

Richte dir dein Schlafzimmer behaglich her, was immer das für dich bedeutet. Manche Menschen mögen ein ordentlich »gemachtes« Bett, andere lieben zerknautschte Decken. Manche brauchen Ordnung, andere fühlen sich wohler, wenn etwas herumliegt. Wichtig ist, dass du dein Schlafzimmer einladend findest. Auch wenn du nicht im Schlafzimmer meditierst: Mit geschlossenen Vorhängen und gedämpftem Licht funktioniert es besser.

Reise in deinen Träumen an einen schönen Ort.
Mit liebevollen Grüßen
Danielle

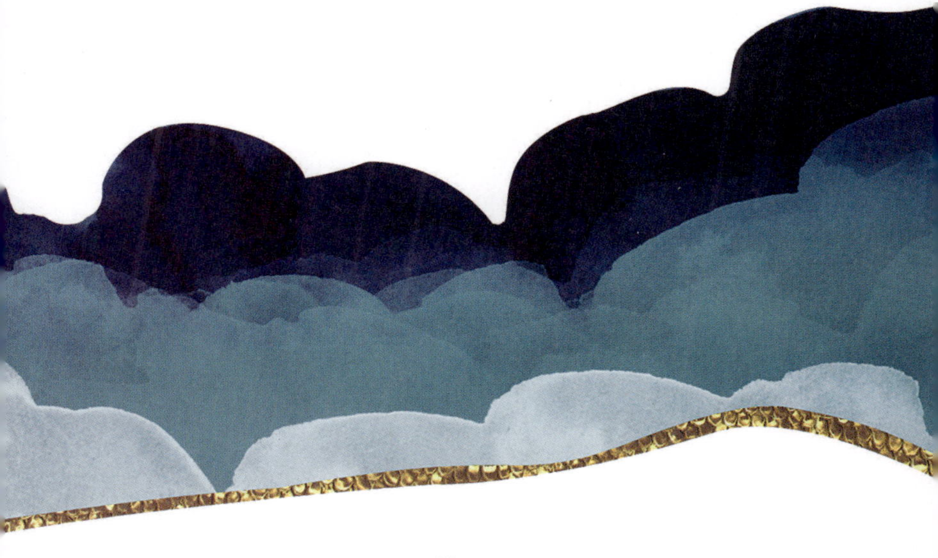

Ätherische Öle

Ätherische Öle duften nicht nur wunderbar, sie besitzen auch heilende Wirkung. Beim Einschlafen helfen vor allem **Lavendel, Bergamotte** und **Vetiver.** Reibe vor dem Schlafengehen deine Fußsohlen mit Vetiveröl ein oder träufele Lavendelöl auf dein Kopfkissen. Du kannst auch etwas ätherisches Öl mit Epsomsalz mischen und ins Badewasser geben (siehe rechte Seite). Oder stelle abends im Schlafzimmer eine Aromalampe mit einigen Tropfen Bergamotte- und Lavendelöl auf. Zu jeder Meditation empfehle ich ein passendes ätherisches Öl. Die Meditationen wirken aber auch ohne dieses Extra.

Die folgenden drei ätherischen Öle haben sich für den Abend besonders bewährt:

- Basilikum: **Das Öl kann bei Nebennierenschwäche eingesetzt werden und ist hilfreich, wenn man sich erschöpft und überfordert fühlt. Es verhilft zu neuem Optimismus.**

* **Zedernholz:** **Das Öl beruhigt einen überaktiven Geist und hilft, sich geerdet zu fühlen.**

* **Rose:** **Dieses Öl ist besonders hilfreich bei Stimmungsschwankungen und Kummer. Bei der Meditation hilft es dir, Zugang zu deiner liebevollen, mitfühlenden Seite zu finden.**

Hinweis: Nicht alle ätherischen Öle sind für Schwangere oder kleine Kinder geeignet. Zur unverdünnten äußerlichen Anwendung nicht mehr als einen oder zwei Tropfen verwenden. Bei empfindlicher Haut ätherische Öle immer mit einem Trägeröl verdünnen. Mandelöl oder fraktioniertes Kokosöl eignet sich als Trägeröl besonders gut.

Epsomsalz

Ein warmes Bad mit Epsomsalz entgiftet den Körper auf angenehme Weise. Das Salz enthält Magnesium, das die Entspannung von Muskeln und Geist unterstützt. Durch die entgiftende Wirkung des Salzes kann die Körpertemperatur leicht ansteigen. Das solltest du bedenken, wenn du vor dem Schlafengehen badest.

Den Tag abschütteln

Wenn du dich nach einem langen Tag verkrampft, erschöpft oder gestresst fühlst, kannst du neue Energie tanken, indem du dich schüttelst. Nimm dir zunächst ein paar Minuten Zeit, um aus dem Alltag auszusteigen. Du kannst deine Lieblingsmusik auflegen, um dich in gute Stimmung zu versetzen.

Zieh die Schuhe aus, lockere den Gürtel und lege einengende Kleidung ab. Steh bequem, die Füße hüftbreit auseinander. Lass die Arme locker hängen und konzentriere dich auf deine Atmung. Versuche nun, dein Energielevel in diesem Moment wahrzunehmen. Wo würdest du es auf einer Skala von 0 bis 10 einordnen? Wenn du erschöpft bist und dich kaum aufrecht halten kannst, wähle einen niedrigen Wert. Fühlst du dich hellwach und voller Schwung, spricht das für einen hohen Wert. Vielleicht liegt dein Wert auch irgendwo in der Mitte. Egal, wie du dich gerade fühlst: Sei ehrlich mit dir.

Vergiss dann die Zahlen für den Moment. Beginne, etwas tiefer in den Bauch zu atmen. Lege eine Hand auf die Brust und die andere auf den Bauch. Achte beim Ein- und Ausatmen auf deinen Atem. Dann lass die Arme entspannt hängen, atme gleichmäßig weiter und fang an, deinen Körper auszuschütteln – zuerst ganz behutsam. Beginne mit den Fingerspitzen. Dann folgen die Hände und die Handgelenke, noch immer ganz sanft. Lass die Handgelenke locker, sodass du die Schüttelbewegung in den Unterarmen und Ellbogen spürst. Schüttle die Arme etwas kräftiger, sodass sich nun auch Oberarme und Schultern bewegen. Lass die Bewegungen frei fließen und bewege auch deinen Körper so, wie es sich für dich gut anfühlt. Wenn du dich kräftiger schütteln möchtest, nur zu. Wichtig ist, dass du dabei locker bleibst.

Beziehe Schultern, Brust und Oberkörper in die Bewegung ein. Auch Hals und Kopf bewegen sich mit. Weite die Bewegung in die Hüften aus. Lass sie so wackeln und kreisen, wie sie wollen, um die Anspannung des Tages loszuwerden.

Hebe einen Fuß an und schüttle das ganze Bein kräftig durch. Mit dem anderen Bein wiederholen. Steh wieder fest auf beiden Füßen und schüttle nun auch Oberschenkel, Knie, Waden und Knöchel. Der Oberkörper bleibt dabei in Bewegung. Schüttle deinen Körper einmal von oben nach unten durch, dann von unten nach oben. Tobe dich ruhig aus und probiere verrückte Bewegungen. Wichtig ist, dass du locker bleibst. Spürst du, wie deine Energie zunimmt?

Schüttle dein Gesicht. Wenn du möchtest, kannst du auch ein Geräusch machen und dich dabei von innen nach außen schütteln. Hauptsache, du hast Spaß dabei. Schmunzle oder lache, lass los, mach dich frei. Wenn du dich gut durchgeschüttelt fühlst, lass die Bewegungen kleiner und langsamer werden, bis du wieder im neutralen Stand mit hüftbreit geöffneten Füßen angekommen bist. Lege noch einmal eine Hand auf den Bauch und die andere auf die Brust. Konzentriere dich auf deine Ein- und Ausatmung. Horche in dich hinein. Wo stehst du jetzt auf der Energieskala? Der Wert kann höher oder niedriger sein als am Anfang. Vertraue auf deine Wahrnehmung in diesem Moment, im Hier und Jetzt!

Erdung am Ende des Tages

Jeden Tag fordern tausend Dinge unsere Aufmerksamkeit und Konzentration. Oft sind wir mit mehreren Dingen parallel beschäftigt, ohne es zu bemerken. Wer sich in vielen Projekten verzettelt, ist leicht abgelenkt, fühlt sich unkonzentriert oder macht Fehler. Mit der Zeit kann man dadurch das Gefühl für sich selbst und für seine Bedürfnisse verlieren. Und je mehr man seine Mitte verliert, desto schwieriger ist es, zwischendurch zur Ruhe zu kommen.

Kennst du das Gefühl, wenn unzählige Gedanken wie Murmeln im Kopf umherrollen? Eine Möglichkeit, um Ausgeglichenheit und Ruhe zu finden, besteht darin, sich zu erden. Das kann auf verschiedene Weise geschehen. Das Ziel ist es, Geist und Emotionen zu harmonisieren und wieder ein Gefühl für den eigenen Körper, im Idealfall für die Erde, zu bekommen. Ich möchte es mit den Schutzkontakten in einem Stecker vergleichen – ein Mittel, um die Ströme zu neutralisieren.

In der Natur kann man sich gut erden. Man kann barfuß über Gras gehen, im Meer schwimmen, sich im Sitzen an einen Baumstamm lehnen oder einen Fluss durch das Herz strömen lassen. Leider bestehen solche Möglichkeiten nicht immer. Wer sich in den eigenen vier Wänden erden möchte, könnte es mit der Yogahaltung Vrikshasana (Baumhaltung) versuchen. Yogaerfahrung ist dafür nicht nötig. Es geht um Konzentration, Gleichgewicht und bewusstes Wahrnehmen. Zieh

Schuhe und Strümpfe aus, lockere den Gürtel und lege einengende Kleidung ab. Steh aufrecht, die Füße dicht beisammen. Nun die Zehen heben, dabei tief in den Bauch einatmen. Beim Ausatmen die Zehen ablegen – sechsmal wiederholen. Versuche, mit jedem Ausatmen tiefer in den Boden zu sinken.

Richte Füße, Knie und Hüften nun gerade übereinander aus. Du wirst schwanken, das ist normal. Finde eine gerade Haltung. Stell dir vor, wie aus deinen Füßen Wurzeln in den Boden unter dir wachsen. Das ist die Berghaltung.

Atme weiter und stehe dabei entspannt aufrecht. Lass deine Wurzeln weiter in den Boden wachsen, richte die Wirbelsäule auf und hebe die Krone des Kopfes, den Scheitel, gen Himmel.

Richte nun die ganze verwurzelte Energie in dein linkes Bein. Hebe den rechten Fuß leicht an. Setze die rechte Fußsohle dort an dein linkes Bein, wo es dir angenehm ist (nicht ans Knie). Hefte den Blick auf einen Punkt vor dir. Atme weiter und lass die Wurzelenergie in dein linkes Bein fließen. Wenn du kannst, nimm die Hände in der Gebetshaltung vors Brustbein. Es macht nichts, wenn du wackelst. Nimm einfach wieder den aufrechten Stand ein und versuch es noch einmal.

Wenn du bereit bist, kehre in die Berghaltung zurück. Wiederhole die Baumhaltung, richte die Energie nun aber in dein rechtes Bein und hebe den linken Fuß.

Konzentriere dich in der Berghaltung auf die Krone des Kopfes. Richte die Wirbelsäule auf und hebe den Scheitel zum Himmel. Spüre dabei deine Wurzeln, die in die Erde wachsen.

Einfach atmen

Diese einfache Atemübung beruhigt das Nervensystem und den überaktiven Geist. Die Ausatmung soll länger dauern als die Einatmung. Selbst wenn die Ausatmung nur wenige Sekunden länger ist, sendet der Vagusnerv, der vom Zwerchfell zum Hals verläuft, ein Signal ans Gehirn. Dies bewirkt, dass das parasympathische Nervensystem (für Erholung) aktiviert und das sympathische Nervensystem (für Anspannung) in einen Ruhezustand versetzt wird.

In unserem normalen Alltag wird meist das sympathische Nervensystem aktiviert. Der Cortisolspiegel steigt, und wenn er über einen längeren Zeitraum erhöht bleibt, entsteht ein hormonelles Ungleichgewicht, das uns das Abschalten erschwert. Wenn das parasympathische Nervensystem aktiviert wird, verlangsamen sich Atmung und Puls, der Blutdruck sinkt und der Körper gelangt in einen Ruhezustand. Diese Atemübung hilft, Stress, Anspannung und Belastungen des Tages abzustreifen. Danach wirst du dich entspannter und leichter fühlen.

Sitze bequem und horche in dich hinein. Geht es dir dort gut, wo du gerade bist?

Nimm dein Körpergewicht auf der Sitzfläche wahr. Entspanne dich so weit wie möglich. Wenn du auf einem Stuhl sitzt, stelle die Füße flach auf den Boden und lege die Hände – Handflächen zeigen nach oben – in den Schoß. Diese Zeit gehört dir. Halte die Wirbelsäule aufrecht und verkrampfe den Nacken nicht. Entspanne die Muskeln um deine Augen. Lass das Kinn ganz leicht zum Hals hin sinken. Entspanne den Kiefer: Dein Mund ist leicht geöffnet und die Zungenspitze berührt locker den vorderen Gaumen.

Es ist in Ordnung, wenn dein Geist noch unruhig ist. Lass die Gedanken einfach kommen, aber lass sie auch wieder ziehen, dann werden sie dich bei der Übung nicht stören. Achte auf deine Ein- und Ausatmung. Spüre, wie die Luft ganz natürlich in deinen Körper und wieder hinausströmt. Beobachte, ob du flach oder tief atmest und wohin die Luft strömen will. Beobachte deine Atmung eine Weile, ohne sie zu manipulieren.

Beginne dann langsam, die Atmung zu vertiefen. Atme durch die Nase tief ein, sodass die Bauchdecke sich hebt, und durch den geöffneten Mund wieder aus, als ob du eine Kerze ausblasen wolltest. Das nennt man bewusstes Atmen. Noch einmal wiederholen: Durch die Nase tief in den Bauch einatmen und durch den geöffneten Mund wieder ausatmen, als ob du eine Kerze ausblasen wolltest.

Nun wird das Ausatmen verlängert. Wenn du beim Einatmen bis vier zählst, zähle beim Ausatmen im gleichen Tempo bis sechs. Versuche es mit diesem Rhythmus: einatmen / bis vier zählen – ausatmen / bis sechs zählen. Jeder Mensch atmet anders, darum passen zu deinem Atemrhythmus vielleicht andere Zahlen. Probiere es aus. Du kannst nichts falsch machen, weil es hier um deinen individuellen Rhythmus geht. Zählen und atmen – das ist alles.

Atme in deinem gewählten Rhythmus eine Weile. Das Ausatmen ist immer zwei Zählzeiten länger als das Einatmen.

Wenn du kannst, halte nach dem Einatmen eine Sekunde inne, bevor du ausatmest. Du könntest zum Beispiel vier Takte einatmen, dann pausieren und sechs Takte ausatmen. Vier Takte einatmen, pausieren und sechs Takte ausatmen. Atme auf diese Weise gleichmäßig weiter. Konzentriere dich aufs Zählen, auf deinen Rhythmus, die Pause und das Heben und Senken der Bauchdecke.

Achte beim Atmen auf deinen Körper. Lass mit jedem Ausatmen, das zwei Takte länger als das Einatmen ist, Spannung aus dem Körper strömen. Lass beim nächsten Ausatmen Spannung im Augenbereich los. Lass beim nächsten Ausatmen Spannung im Kiefer los. Lass beim nächsten Ausatmen Spannung in den Schultern los, dann Spannung im Bauch. Lass dann die Spannung in den Beinen los. Beim nächsten Ausatmen machst du deinen ganzen Körper weich.

Kehre langsam wieder zur natürlichen Atmung zurück. Nicht mehr zählen, nicht mehr länger ausatmen, nicht mehr pausieren. Lass deinen Atem ganz natürlich ein- und ausströmen. Wie fühlst du dich jetzt? Wie fühlt sich dein Körper an? Kannst du es so annehmen, wie es gerade ist?

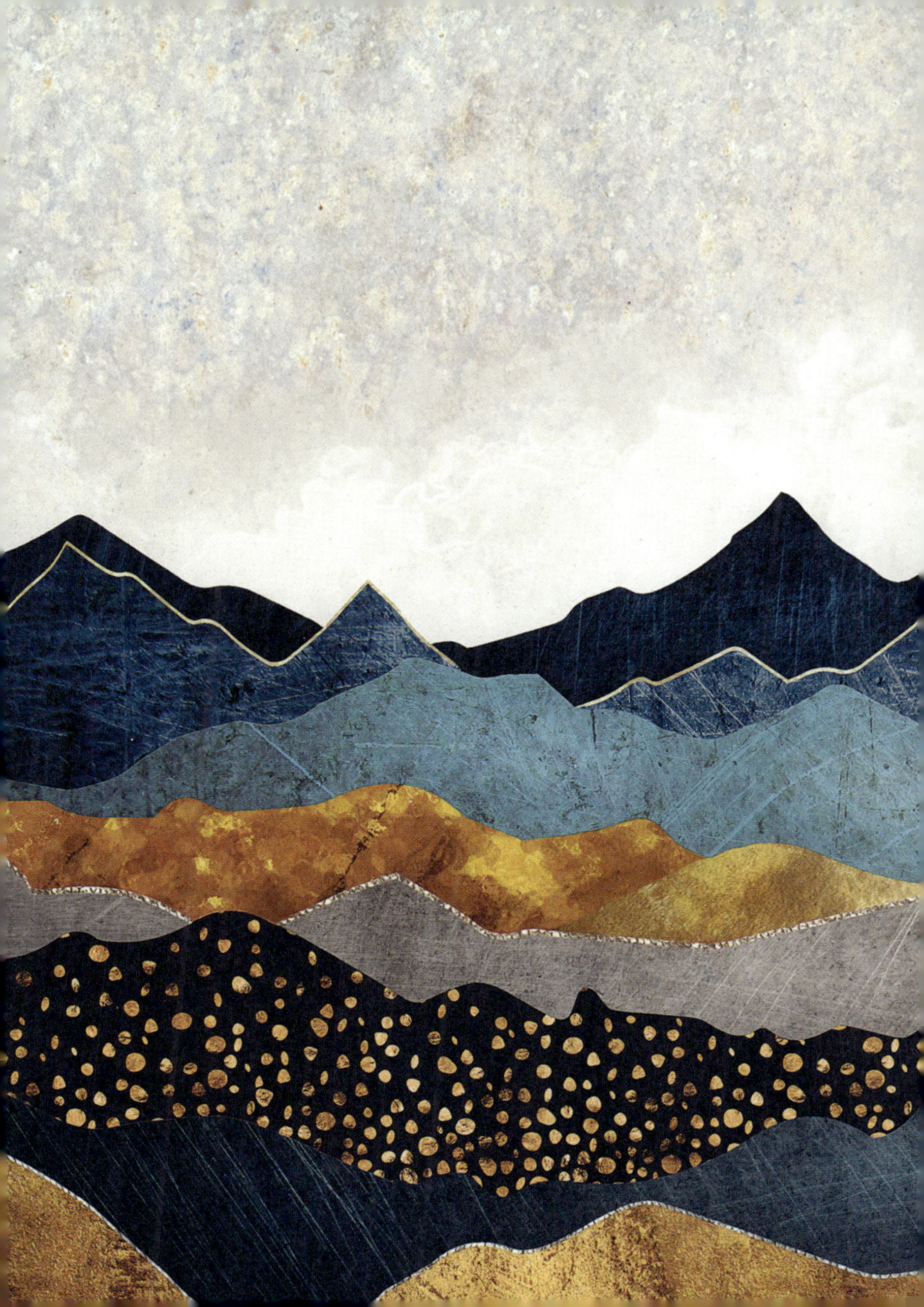

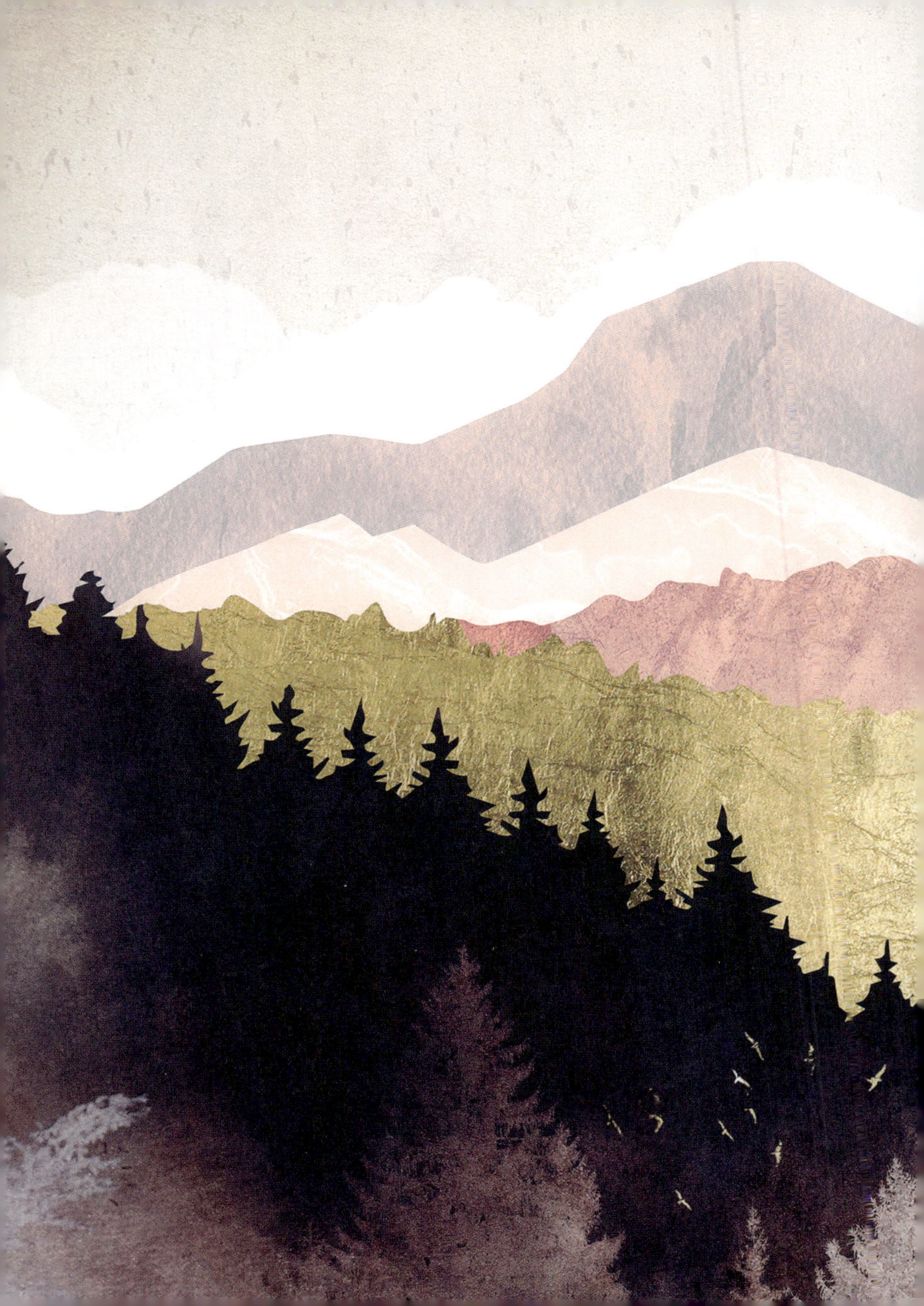

* Abend-Meditationen

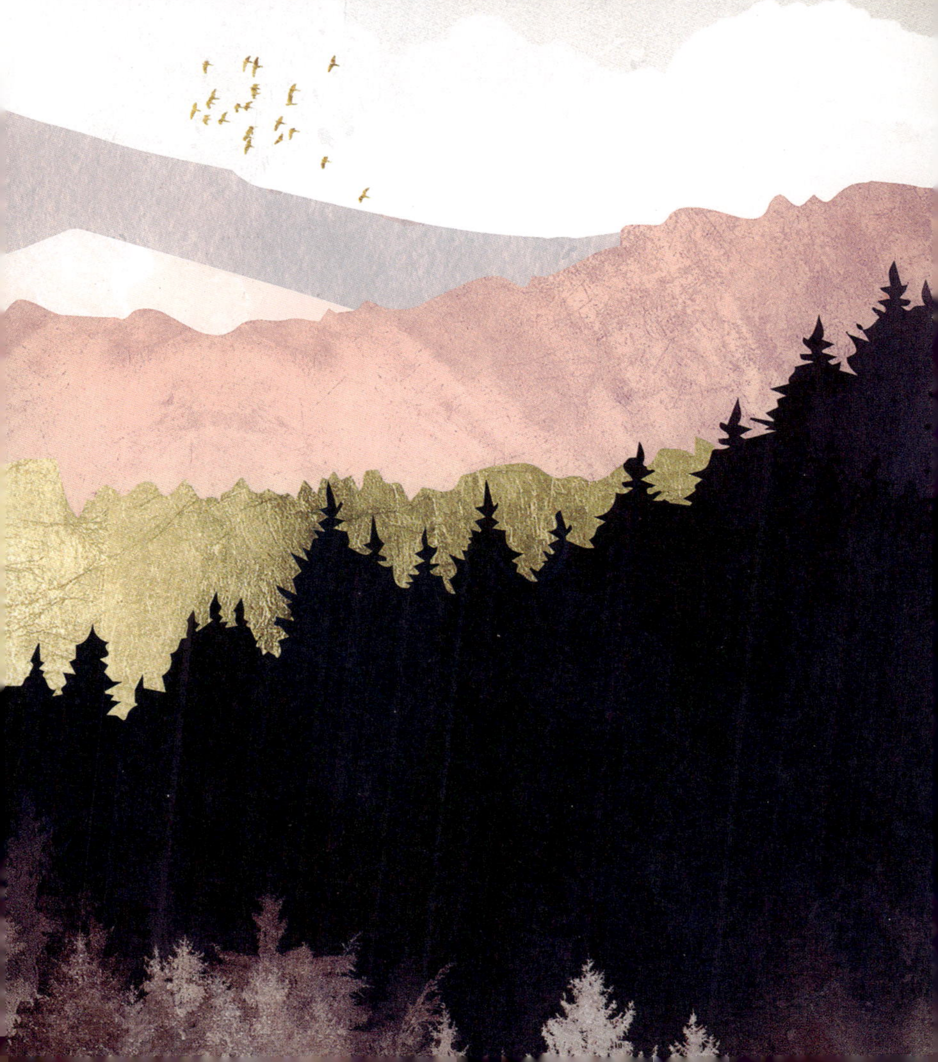

Die Brücke nach …

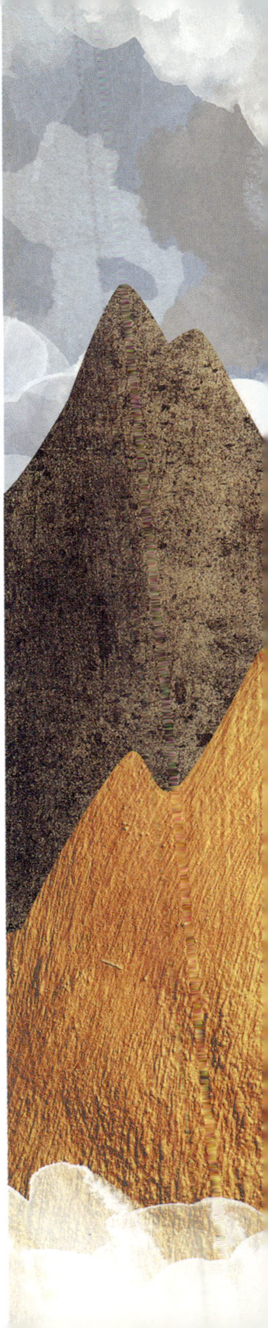

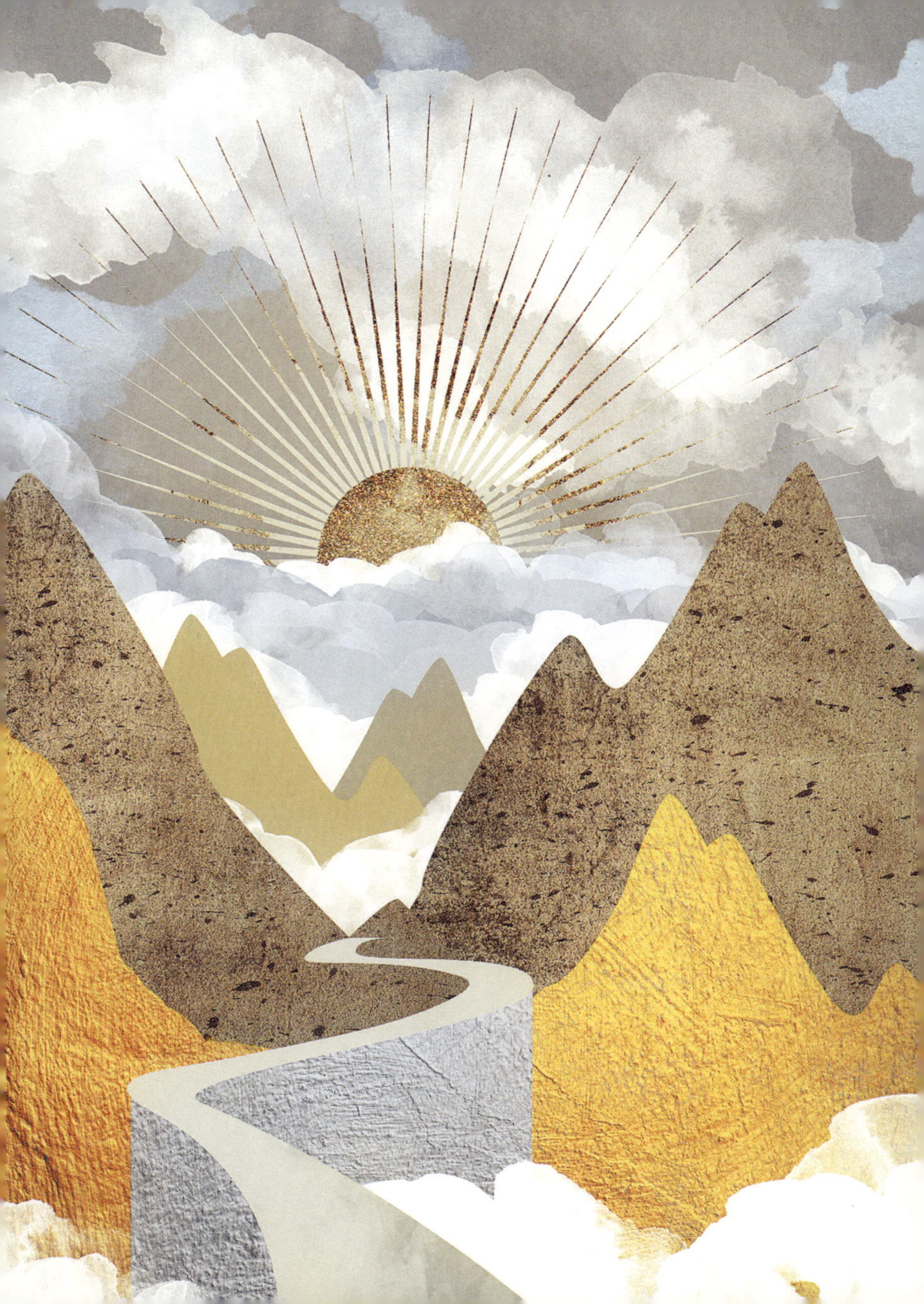

* **Ätherisches Öl:** 1–2 Tropfen Muskatellersalbeiöl mit einem neutralen Trägeröl (z. B. Mandelöl) mischen und vor der Meditation auf die Stirn tupfen. So kannst du dir leichter neue Möglichkeiten vorstellen.

* **Ritual:** Schalte das Smartphone aus. Nimm ein Notizbuch oder Tagebuch und notiere einige Minuten lang, was in deinem Leben gerade gut ist. Nimm dir dann einige Minuten, um zu notieren, was du gern verändern würdest. Das kann sich auf deinen Körper, deine Umgebung, deine Emotionen oder eine Sichtweise beziehen – was immer deiner Meinung nach deine allgemeine Lebensqualität verbessern würde. Konzentriere dich auf eine einzige Veränderung, um deinen Geist nicht zu überreizen.

* Richte dir deine Umgebung für die Meditation angenehm her. Für diese Meditation im Stehen brauchst du genug Platz, um fünf Schritte vorwärtsgehen zu können.
Zieh deine Schuhe aus, am besten auch die Strümpfe. Steh aufrecht, die Füße hüftbreit auseinander. Bewege die Zehen, hebe sie an und lege sie entspannt wieder ab, um den Kontakt zum Boden unter dir bewusst zu spüren.

Nimm dir einen Moment Zeit, um deinen Körper zu bewegen und verspannte Partien zu lockern.

Wackle mit den Hüften, hebe die Schultern an und lass sie wieder fallen, schüttle Arme und Beine aus und sperre den Mund weit auf, um den Kiefer zu entspannen. Atme durch die Nase ein und lass die Luft bis tief in den Bauch strömen; die Bauchdecke hebt sich. Seufze beim Ausatmen oder gib einen Ton von dir, der sich gerade richtig anfühlt. Dreimal wiederholen. Diese Atemübung ist ein guter Türöffner für mehr Entspannung.

Kehre in eine neutrale Standposition zurück und warte einen Moment, bis dein Atem wieder seinen natürlichen, regelmäßigen Rhythmus gefunden hat. Schließe die Augen oder – falls du dabei schwankst – senke die Lieder nur ein Stück für einen diffusen Blick. Entspanne Körper und Geist einige Minuten lang.

Denke an eine Veränderung, die du in deinem Leben vornehmen möchtest. Etwas, das deine allgemeine Lebensqualität oder dein Wohlbefinden steigern würde, falls du es umsetzt.

Die Veränderung darf ruhig etwas anspruchsvoll und umfassend sein, aber nicht unrealistisch. Du solltest sie verwirklichen können. Nimm dir einem Moment Zeit, um darüber nachzudenken, wo du jetzt in Bezug auf diese Veränderung stehst.

Konzentriere dich auf die fünf Schritte vor dir und stell dir dabei vor, was du erreichen möchtest. Stell dir vor, wie sich dein Leben durch die Veränderung verbessern würde.

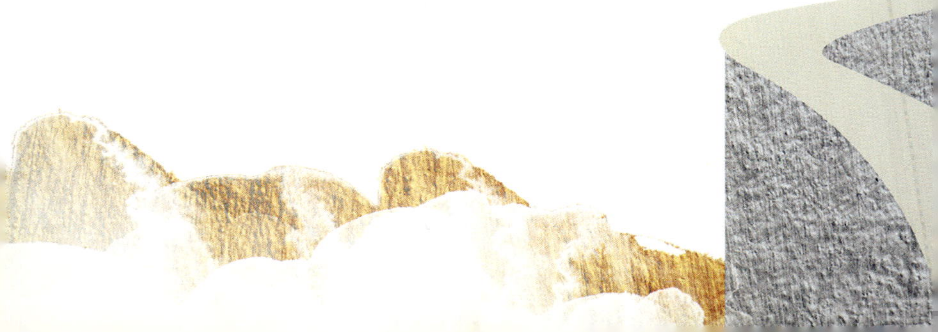

Stell dir nun eine Brücke vor, die über eine Hürde hinweg zu deinem Wunschziel führt. Du wirst die Brücke überqueren und bei jedem Schritt überlegen, was geschehen muss, damit du deinem Ziel ein Stück näher kommst. Wenn du genug Platz hast, kannst du diese Schritte (mit offenen Augen!) nun gehen.

Nimm dir bei jedem Schritt Zeit und überlege, was genau geschehen muss, damit du deinem Ziel ein Stückchen näher kommst.

Zähle langsam mit: Schritt eins, Schritt zwei, Schritt drei, Schritt vier, Schritt fünf – bis du am Ort deiner Zukunftsvision angekommen bist.

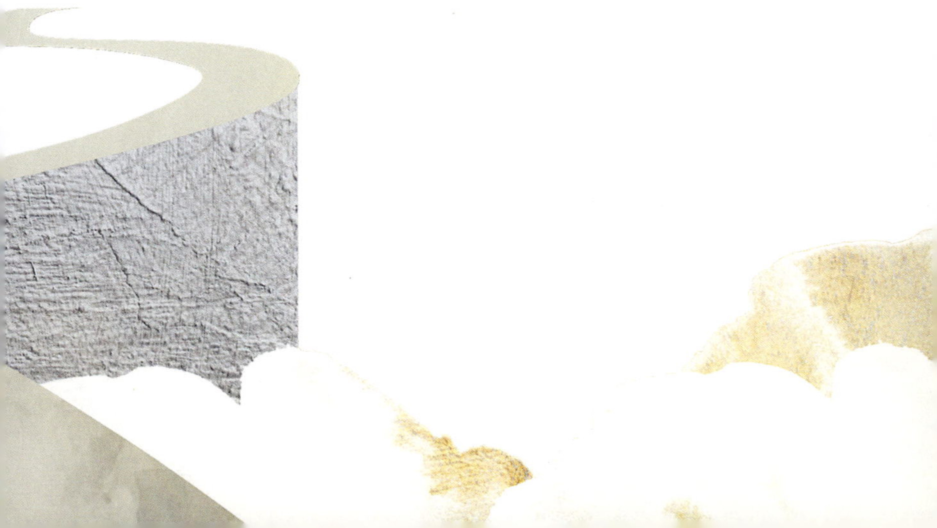

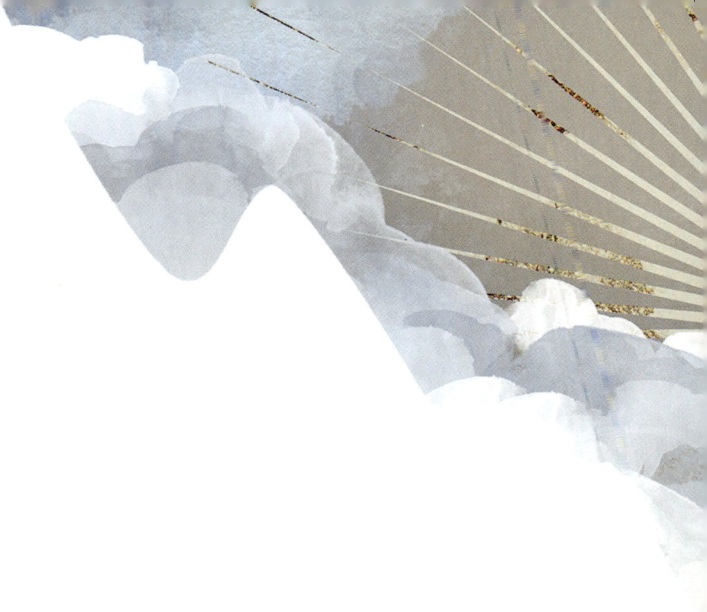

Wenn du angekommen bist, weite die Vision aus. Wie wird es sich nach der Veränderung anfühlen? Was würdest du tun, was wäre möglich? Wie würden andere auf dich reagieren?

Schau jetzt zurück zur Brücke und entscheide, was du loslassen kannst und was du noch brauchst, um deinen Weg fortzusetzen.

Danke deinem Zukunfts-Ich für den Mut, neue Möglichkeiten zu erwägen.

Dann gehe zurück über die Brücke. Mach dir bewusst, dass der Platz, an dem du gerade bist, seine Richtigkeit hat.

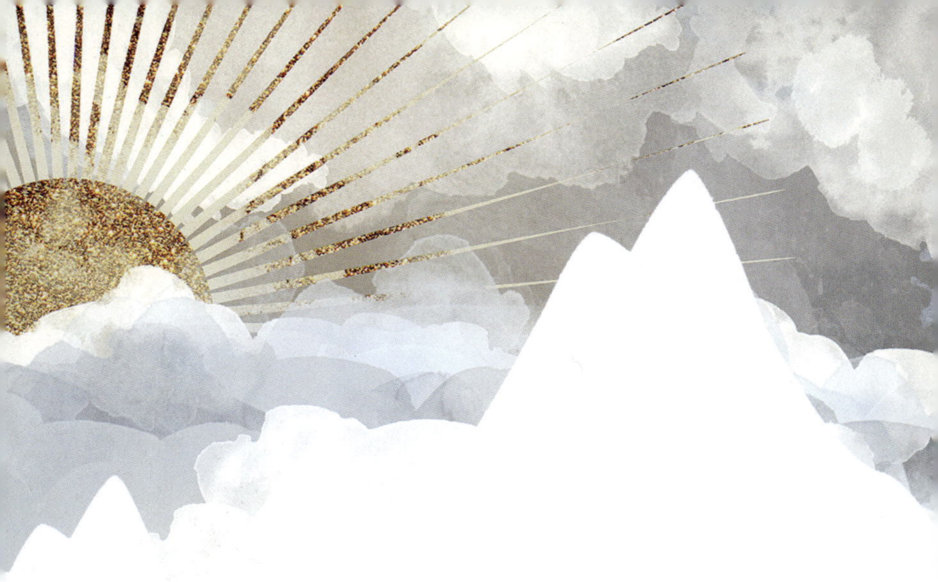

Schaue aus deiner heutigen Realität über die Brücke hinweg zu deiner Vision. Überlege dir drei Eigenschaften oder Fähigkeiten, die du besitzt und die dir helfen werden, zu gegebener Zeit die Brücke tatsächlich zu überqueren.

Deine Füße sind wieder hüftbreit geöffnet. Hebe und senke die Zehen, um den Boden unter dir zu spüren.

Lege die rechte Hand auf die linke Schulter und die linke Hand auf die rechte Schulter. Umarme dich herzlich!

Heilung für das Herz

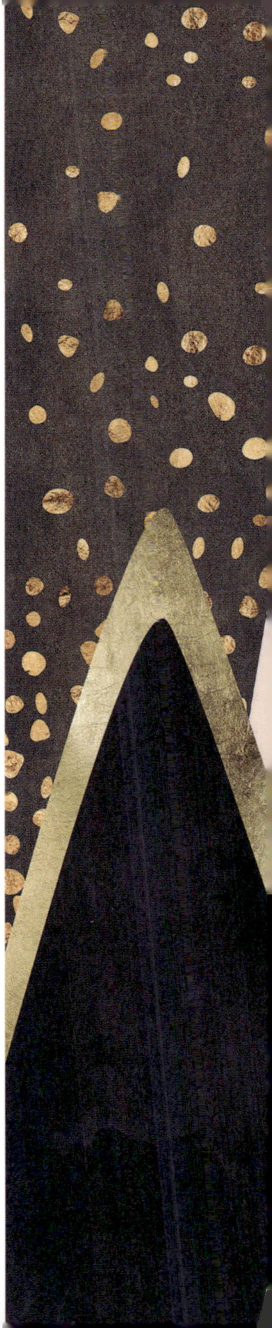

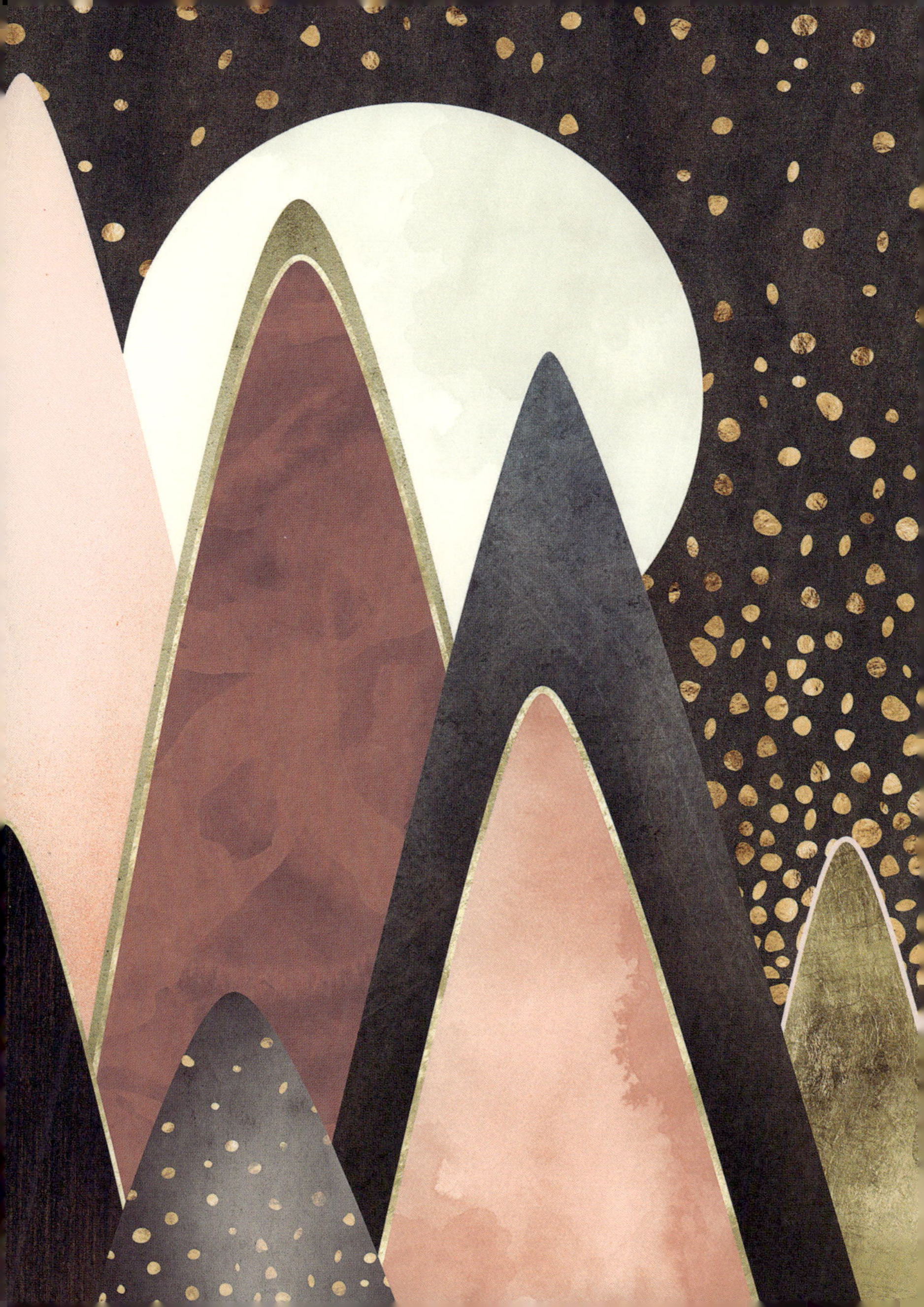

* **Ätherisches Öl:** Eine Mischung aus Rosen- und Rosengeranienöl in einer Aromalampe fördert die Heilung emotionaler Brüche.

* **Ritual:** Dieses Ritual mit duftenden Salzen kann vor und während der Meditation durchgeführt werden. Es vertieft die heilende Wirkung. Die Salze kannst du auf Vorrat zubereiten, denn sie lassen sich gut lagern.

  Nimm eine große Schüssel, in die deine Füße bequem komplett hineinpassen. Gib 1 Tasse Epsomsalz oder grobes Meersalz in eine Rührschüssel. Gib 10 Tropfen Rosenöl und 8 Tropfen Rosengeranienöl dazu und rühre gut um.

  Lege vor deinem Sitzplatz ein Handtuch auf den Boden und stelle deine Fußbadeschüssel darauf. Fülle die Schüssel mit warmem (nicht heißem) Wasser und rühre 1/4 Tasse Duftsalz hinein. Das restliche Salz kannst du in einem Schraubglas aufbewahren. Bade die Füße 10–15 Minuten lang vor oder während der Meditation.

* Wähle eine bequeme, entspannte Sitzhaltung. Folge der natürlichen Ein- und Ausatmung, ohne sie zu verändern, und richte deine Aufmerksamkeit nach innen. Beobachte, wie du dich fühlst. Nimmst du Anspannung oder Unbehagen im Körper wahr? Wie geht es dir emotional? Möchtest du etwas verändern, damit du dich in diesem Moment wohler fühlst?

Vielleicht warst du den ganzen Tag gefordert. Das bezieht sich nicht nur auf den Körper, sondern auch auf Geist und Emotionen. Wenn du nun still sitzt und meditierst, kommen Gefühle, die du vorher nicht wahrgenommen hast, an die Oberfläche. Die Meditation verursacht diese Gefühle nicht, sie legt sie nur frei. Wenn du zur Ruhe kommst und den Blick nicht auf die Außenwelt, sondern nach innen richtest, nimmst du stärker wahr, was dort schon vorhanden ist – vielleicht Schmerz, Traurigkeit oder Verlust, vielleicht auch heimlichen Groll, Eifersucht oder Wut. Manchmal sind diese Gefühle so schwach, dass man sie kaum bemerkt, manchmal können sie mächtig sein. Ob zart oder überwältigend: Diese Gefühle sind Zeichen dafür, dass dein Herz verletzt ist.

Wie auch immer deine Befindlichkeit ist: Es ist in Ordnung, du bist in Ordnung. Es besteht keine Notwendigkeit, etwas zu verändern, es sei denn, um es dir bequemer zu machen.

Um dich noch tiefer zu entspannen, zählst du nun die Atemzyklen. Ein- und Ausatmen bilden einen Atemzyklus. Atme zehn Zyklen. Du kannst beim Zählen die Finger zu Hilfe nehmen. Atme durch die Nase ein und durch den leicht geöffneten Mund aus.

Richte deine Aufmerksamkeit auf die Atmung.

Wenn du bereit bist, beginne mit der Atemübung. Denk daran: Ein Zyklus besteht aus dem Einatmen durch die Nase und dem Ausatmen durch den geöffneten Mund. Fühle das Einströmen von Energie beim Einatmen und entspanne dich beim Ausatmen.

Sinke mit jedem Atemzug tiefer in die Entspannung. Wenn du dich verzählst oder nicht mehr weißt, wo du warst, beginne einfach von vorn. Wenn du bemerkst, dass du die zehn Atemzyklen überschritten hast, höre einfach auf. Versuche, beim Zählen präsent, wach und gleichzeitig entspannt zu bleiben.

Höre nach zehn Zyklen auf zu zählen und kehre wieder zu deinem natürlichen Atemrhythmus zurück.

(Wenn du im Alltag Anspannung wahrnimmst, zähle einfach einige Atemzyklen, um sie abzuschütteln –, das geht eigentlich überall.)

Richte deine Aufmerksamkeit nun nach innen und lege die rechte Hand auf die Brust. Stelle dir beim Ein- und Ausatmen vor, dass die Atemzüge direkt unter deiner Hand entspringen.

Wenn du bereit bist, wende deine Aufmerksamkeit den Gefühlen in deinem Herzen zu. Vielleicht sind es gemischte Gefühle, positive und negative. Das ist in Ordnung, denn Kummer und Freude sind oft eng miteinander verwoben.

Bleib offen für das, was dein Herz dir mitteilen will.

Manchmal möchten Emotionen ausgedrückt werden. Wenn es dir im Moment so geht, lass sie heraus. Wähle dafür eine Art und Weise, die dir entspricht.

Wenn es sich richtig anfühlt, kannst du deinem Herzen eine Frage stellen. Taucht eine Frage auf, vertraue auf deinen Instinkt.

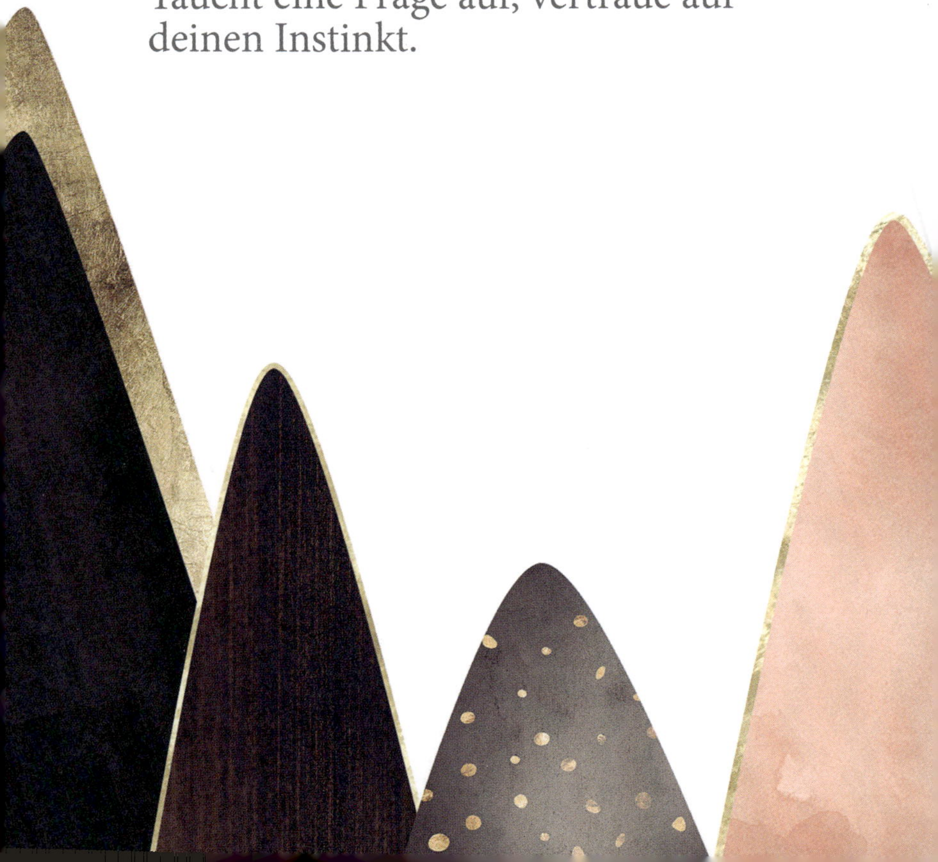

Wenn du bereit bist, sprich diese verkürzte Version der buddhistischen Liebende-Güte-Meditation. (Metta-Meditation):

Möge ich zufrieden sein.

Möge ich gesund sein.

Möge ich in Sicherheit sein.

Möge ich friedvoll und unbeschwert sein.

Sprich die Sätze so oft, wie du möchtest, und lass sie zu deinem Herzen vordringen.

Schließe zum Abschluss der Meditation deine Augen und zähle zehn Atemzyklen. Atme tief durch die Nase ein und durch den geöffneten Mund aus. Ein Zyklus besteht aus der Ein- und der Ausatmung. Atme in deinem eigenen Tempo.

Wenn du fertig bist, öffne langsam die Augen und kehre zu deiner natürlichen Atmung zurück.

Das innere Licht

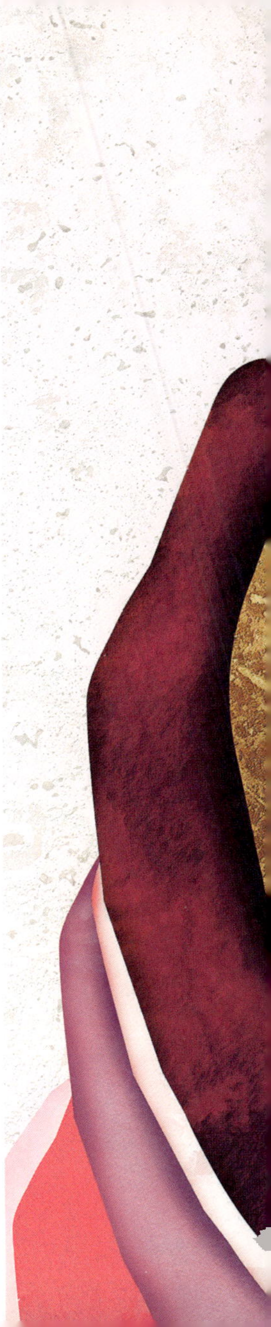

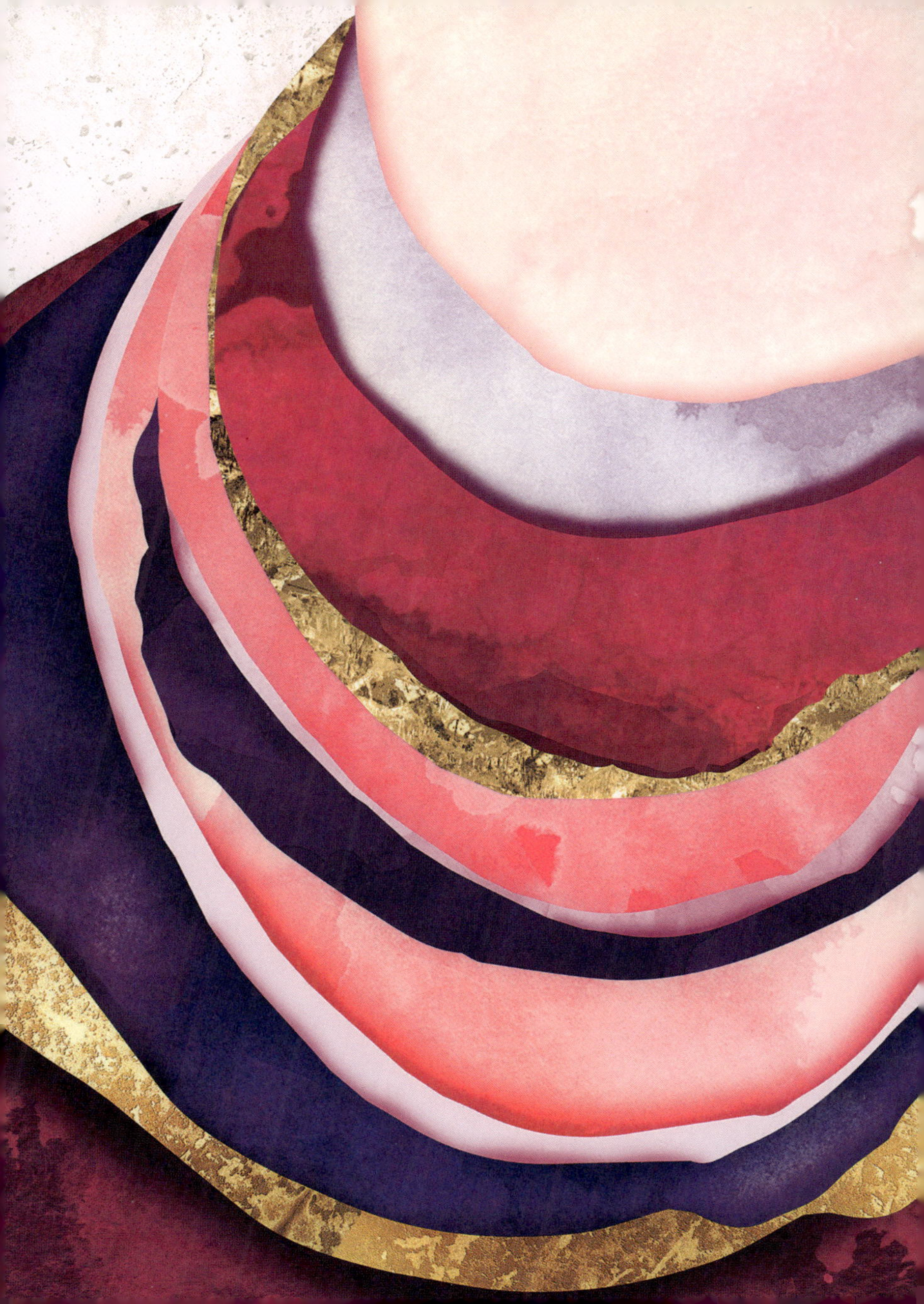

* **Ätherisches Öl:** Um die Verbindung zu deinem inneren Licht herzustellen, gib etwas Melissenöl in eine Aromalampe oder verreibe etwas Trägeröl mit 2 Tropfen Melissenöl zwischen den Händen und atme den Duft ein.

* **Ritual:** Zünde einige Kerzen an. Wenn du Kristalle hast, lege sie rings um die Kerzen aus. Wer keine Erfahrung mit Kristallen hat, es aber gern einmal probieren möchte, sollte mit einem klaren Quarz beginnen. Halte ihn während der Meditation locker in einer Hand. Schließe die Vorhänge oder Jalousien, schalte das Smartphone aus und dämpfe allgemein das Licht. Falls du gern sanfte Hintergrundmusik magst, schalte sie jetzt ein.

* Du meditierst im Sitzen. Wenn du eine Kerze verwendest, stelle sie in sicherem Abstand vor dir auf.

Lass bei der Meditation deinen Blick weich werden und verfolge das Flackern.

Blinzle möglichst selten und lass deinen Blick ganz weich und diffus werden, sodass Konturen verschwimmen. Wenn du keine Kerze hast, kannst du dir später eine Flamme oder ein größeres Feuer vor dein geistiges Auge rufen.

Nimm eine angenehme, aufrechte Sitzhaltung ein. Du kannst dich anlehnen, damit die Wirbelsäule gerade und unterstützt ist. Wichtig ist, dass du bequem sitzt.

Nimm wahr, wie deine Schultern den Kopf tragen und mit ihm verbunden sind. Wiege den Kopf sechsmal sanft von links nach rechts und zurück. Komm wieder zur Mitte und bewege den Kopf sechsmal vor und zurück, wie beim Nicken.

Entspanne deine Schultern. Lass dein linkes Ohr zur linken Schulter sinken und fühle die Dehnung. Bring den Kopf zur Mitte zurück. Neige dann dein rechtes Ohr zur rechten Schulter. Bring den Kopf zur Mitte zurück. Sechsmal wiederholen.

Lass den Kopf mit Blick nach vorne kreisen: sechsmal im Uhrzeigersinn, dann sechsmal gegen den Uhrzeigersinn.

Halte den Kopf gerade. Zieh die Schultern zu den Ohren, dann fallenlassen. Sechsmal wiederholen.

Bewege den Kiefer, um Anspannung zu lösen. Senke das Kinn dabei ganz leicht zur Brust.

Zwinkere sechsmal kräftig mit den Augen. Lass dann die Muskeln in deiner Stirn und um die Augen weich und locker werden.

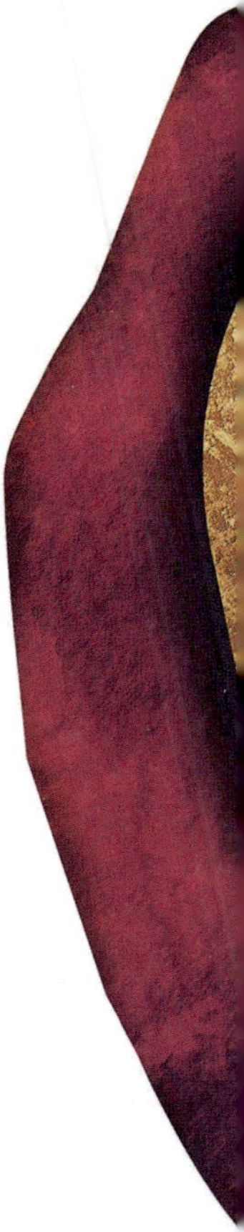

Konzentriere dich auf den Bereich zwischen den Augen und richte den tiefen Atem dorthin.

Schaue mit weichem, diffusem Blick in die Kerzenflamme oder stell dir eine Kerze oder ein Feuer vor.

Beobachte, was dein weicher Blick erfasst. Achte auf die Bewegung, die Farben, Licht und Schatten innerhalb der Flamme. Lass dich von der Flamme führen. Was siehst du sonst noch?

Stell dir nun eine Flamme in deinem Inneren vor: dein inneres Licht.

Richte deine Aufmerksamkeit auf dein inneres Licht, deine innere Schönheit. Was nimmst du dort wahr? Lass dein inneres Licht heller werden und sich ausbreiten. Schau, wie hell du strahlen kannst. Nimm die Qualität dieses Lichts wahr.

Wenn du einen Kristall benutzt, kannst du ihn jetzt an deinen Körper halten – dorthin, wo dein inneres Licht wohnt. Hast du keinen Kristall, stell ihn dir vor, und lege ihn dann mitten in dein inneres Licht hinein.

Lass dein Licht durch den Kristall noch heller werden.

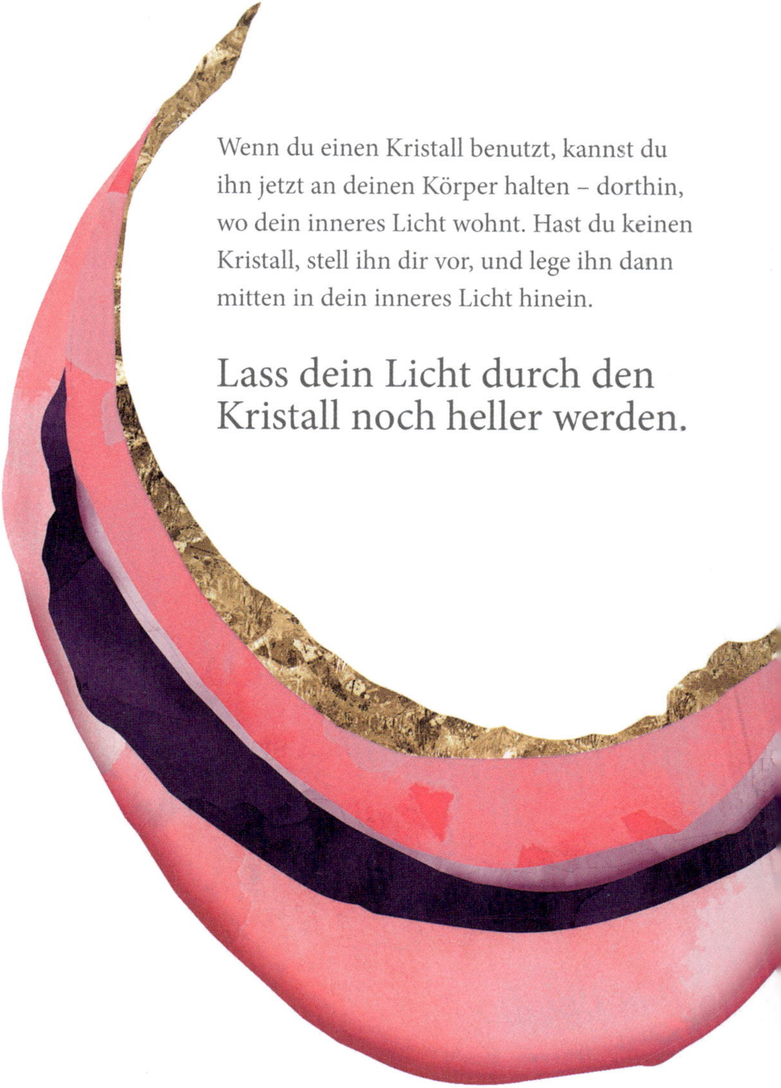

Stell dir ein Kaleidoskop von Farben vor, das von deinem Kristall ausgeht, und schau, welche neuen Dimensionen sich in deinem Licht eröffnen. Lass die Flamme im Kristall tanzen. Lass Flamme und Kristall zu einer einzigen Lichtquelle in deinem Inneren werden.

Stell dir nun vor, dass dieses Licht dich ganz umgibt, dich gleichzeitig innerlich ausfüllt und umhüllt. Es beschützt dich.

Wenn du bereit bist, konzentriere dich wieder auf die Kerzenflamme.

Beobachte, wie sie tanzt und flackert, erkenne ihre Farben und ihre Schönheit. Kehre dabei langsam zu deinem natürlichen Atemfluss zurück.

Magischer Regenbogen

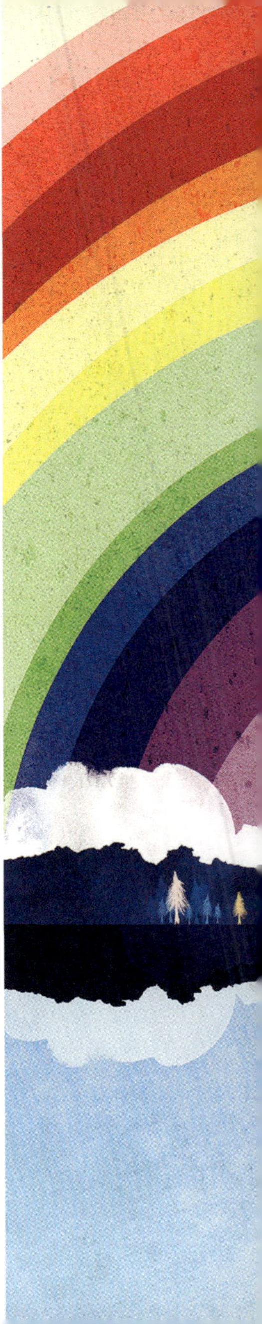

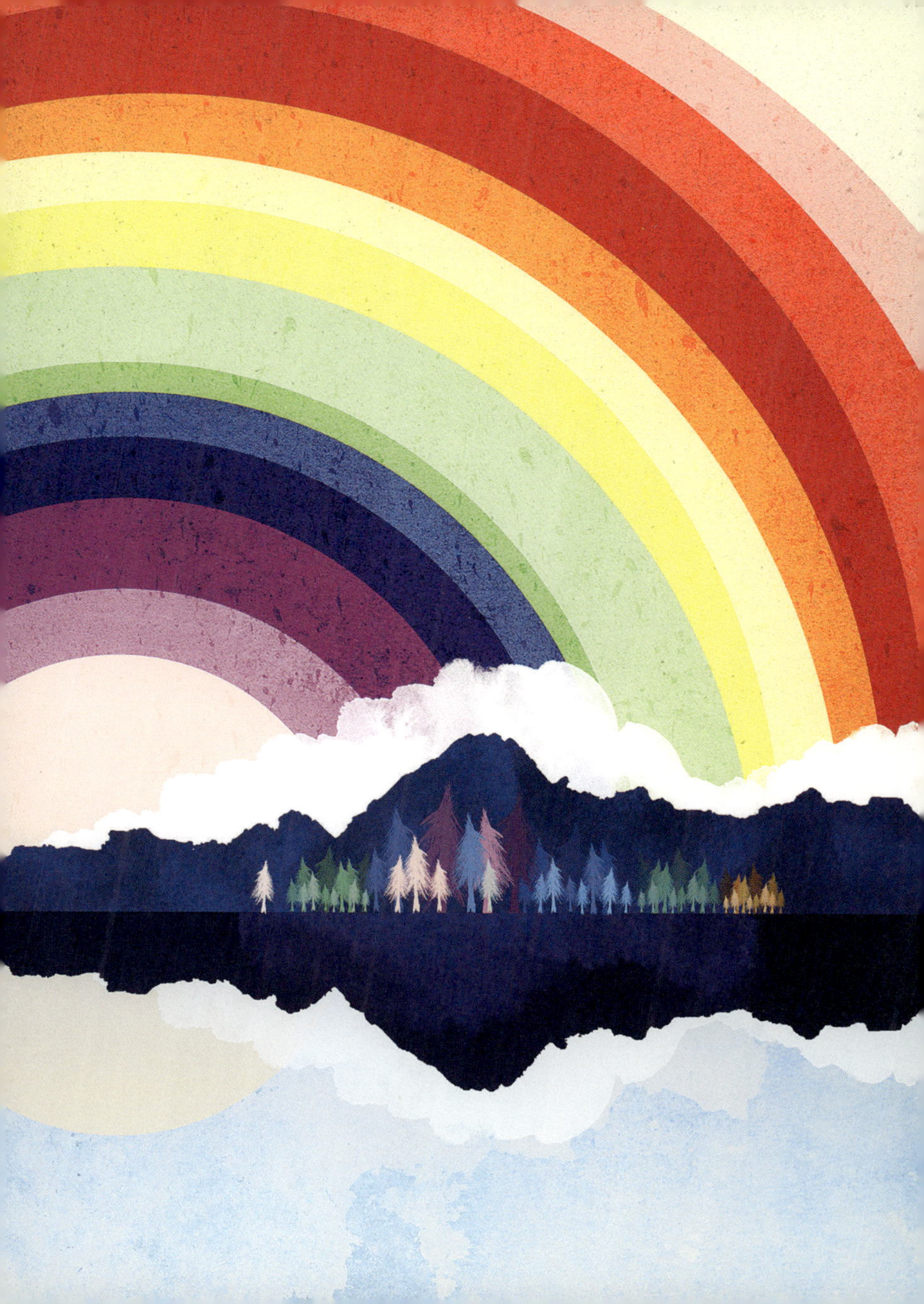

* **Ätherisches Öl:** Um bei dieser Meditation geerdet zu bleiben, mische 3–4 Tropfen Zedernholzöl mit etwas Trägeröl und trage es auf deine Fußsohlen auf.

* **Ritual:** Mit diesem Ritual werden negative Energien aus dem Meditationsraum verbannt. Zünde ein Palo-Santo-Stäbchen an und gehe damit umher. Lass den duftenden Rauch in alle Ecken des Raums dringen. Falls nötig, zünde das Stäbchen erneut an. Alternativ kannst du, falls vorhanden, eine Klangschale oder ein Glöckchen verwenden und die Energie mit Klängen neutralisieren. Beginne mit einer oberen Ecke im Raum. Arbeite dich spiralförmig voran und ende mit einer Ecke unten im Raum. Du kannst dich in jeder Richtung bewegen. Fahre fort, bis du das Gefühl hast, dass es genügt. Zünde Räucherstäbchen an und dämpfe das Licht.

* Setz dich auf ein Meditationskissen oder ein normales Kissen. Die meisten Menschen können länger bequem im Schneidersitz verweilen, wenn das Gesäß leicht erhöht ist. Wenn du dich anlehnen möchtest, um den Rücken gerade zu halten, schiebe das Kissen vor eine Wand.

Setz dich mit gekreuzten Beinen auf dein Kissen. Das Becken ist aufgerichtet, der Rücken gerade, aber nicht steif. Schieb den Kopf etwas nach hinten, als ob du ein Doppelkinn formen wolltest, um die Wirbelsäule auf eine Linie zu bringen.

Senke den Blick oder schließe die Augen und lege die Hände auf die Knie.

Du kannst jeweils Daumen und Zeigefinger zusammenbringen für mehr Aufmerksamkeit.

Nimm wahr, wie sich deine Brust beim Atmen hebt und senkt. Spüre beim nächsten Einatmen, wie sich dein Brustkorb auch zu den Seiten hin weitet. Spüre den Atem in deinem Solarplexus (Sonnengeflecht). Lass beim nächsten Einatmen die Luft deinen Bauchraum füllen.

Umgekehrte Reihenfolge: Atme zuerst in den Bauch, dann in den Solarplexus und zuletzt in die Brust, sodass sich der Brustkorb seitlich weitet.

Konzentriere dich beim nächsten Einatmen auf den oberen Brustkorb. Kehre zu deinem natürlichen Atemfluss zurück und stell dir vor deinem geistigen Auge vor, wie Farbe für Farbe ein Regenbogen entsteht.

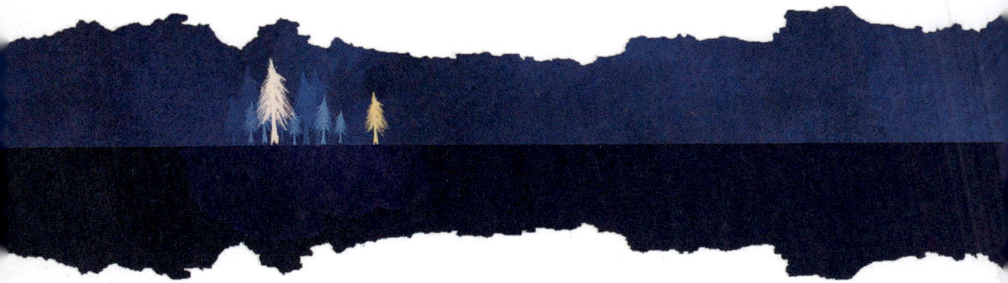

Zuerst siehst du einen schmalen Bogen in **Violett,** dann einen in **Indigo.** Dann kommt der **blaue** Bogen, danach folgen **Grün,** dann **Gelb** und **Orange.** Mit dem **roten** Bogen ist der Regenbogen vollständig.

Bestaune die Schönheit dieser wunderbaren Erscheinung.

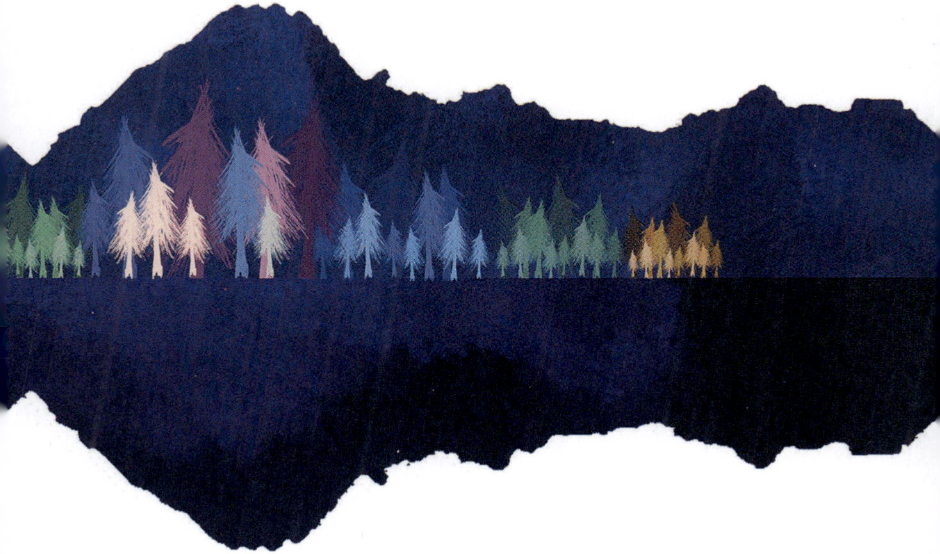

Nun bringst du die Farben – eine nach der anderen – mit den sieben Chakren, Energiezentren deines Körpers, in Verbindung.

Beginne mit einem starken, intensiven **roten** Licht. Fühle, wie die Energie des Lichts in deiner Wirbelsäule abwärtsfließt und sich an deren Ende im Wurzelchakra sammelt. Hier, wo die leuchtend rote Energie ins Ende deiner Wirbelsäule strömt, sprichst du dein Urbedürfnis nach Erdung und Verwurzelung an. Wenn du dein Wurzelchakra mit rotem Licht erfüllst, wirst du dich besser geerdet und verwurzelt fühlen.

Dann füllt **orangefarbene** Energie deinen Bauchraum und bringt dein Sakralchakra unter dem Bauchnabel zum Leuchten. Beobachte, wie das Orange in vielen Farbschattierungen tanzt und sich verändert, wie es in deinem Sakralchakra wirbelt. Mit jedem Atemzug nimmt dein Bezug zu deiner Kreativität zu.

Atme jetzt in dein Solarplexuschakra über dem Nabel und erfülle diesen Bereich mit leuchtend **gelber** Energie. Stell dir vor, wie dich die heitere gelbe Energie mit strahlender Klarheit erfüllt und dir Kraft gibt.

Richte deine Aufmerksamkeit auf dein Herzchakra und stell dir vor, dass ein Fluss aus **grüner** Energie sanft und langsam in dein Herz strömt. Das grüne Licht erfüllt dein Herz, hält und öffnet es. Wenn dein Herz mit grünem Licht erfüllt ist, findest du besseren Zugang zu deinen Emotionen und deine Liebe zu dir selbst und zu anderen kann wachsen.

Oberhalb des Herzens liegt das Hals- oder Kehlchakra, das du nun mit der klaren **blauen** Energie von Meer und Himmel füllst. Lass die blaue Energie in dein Kehlchakra fließen, um dich besser und freundlicher mitteilen zu können und dein wahres Ich zum Ausdruck zu bringen.

Wende dich nun dem Dritten Auge zu, dem Stirnchakra.

Verweile gedanklich beim Bereich zwischen den Augenbrauen und lass dieses Chakra von sanftem Licht in **Indigo** durchdringen. Wenn das Licht in das Chakra fließt, wird seine Farbe allmählich tiefer und intensiver. So findest du besseren Zugang zu deiner Intuition und verbesserst die Selbsterkenntnis.

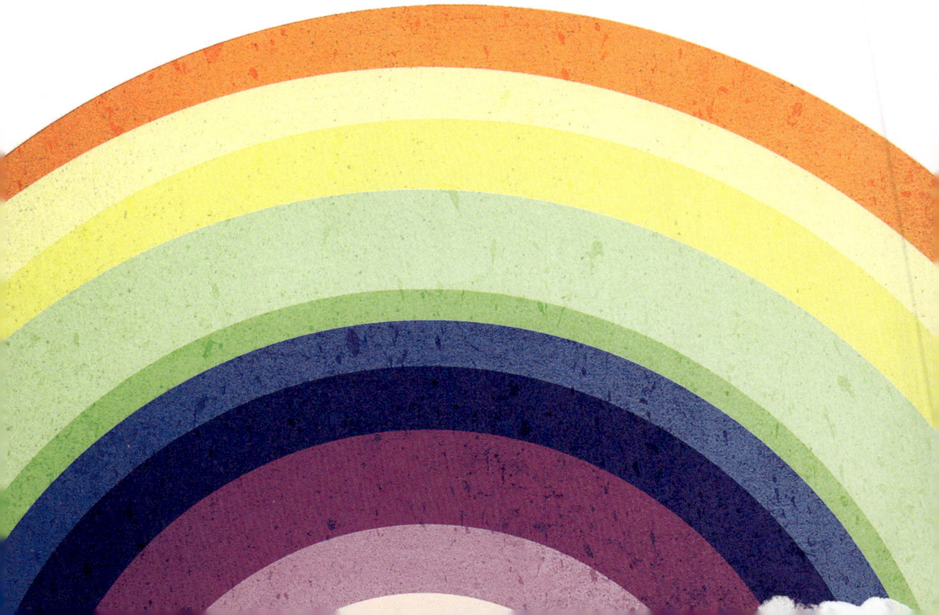

Die letzte Farbe deines Regenbogens ist **Violett,** die Farbe der Transformation. Lass violettes Licht in dein Kronenchakra strömen und beobachte, wie es sich dort von innen heraus in weißes Licht verwandelt. Das weiß-violette Leuchten durchdringt dein ganzes Wesen und stellt eine Beziehung zum Himmel oder zum Göttlichen her.

Spüre das Wunder und das Potenzial deiner eigenen Schöpfung. Tauche ein ins weiße Licht und spüre deine Verbindung zum allgegenwärtigen umfassenden Ganzen.

Wenn du bereit bist, lege die Handflächen vor dem Brustbein zusammen und danke auf eine Art, die sich für dich richtig anfühlt.

Tanzende Blätter

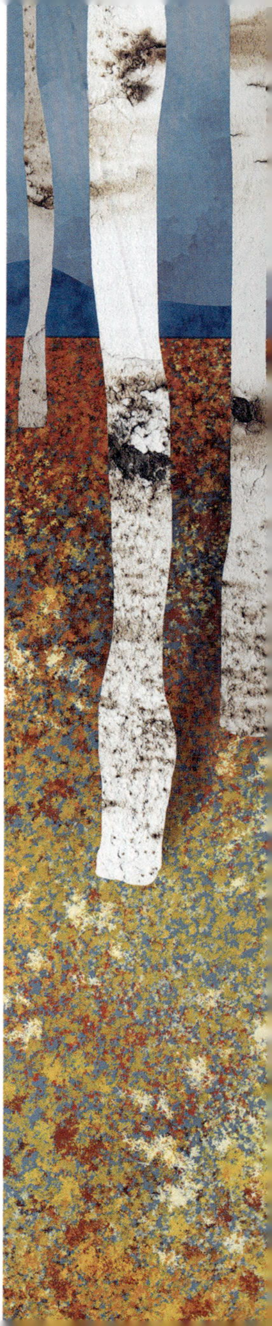

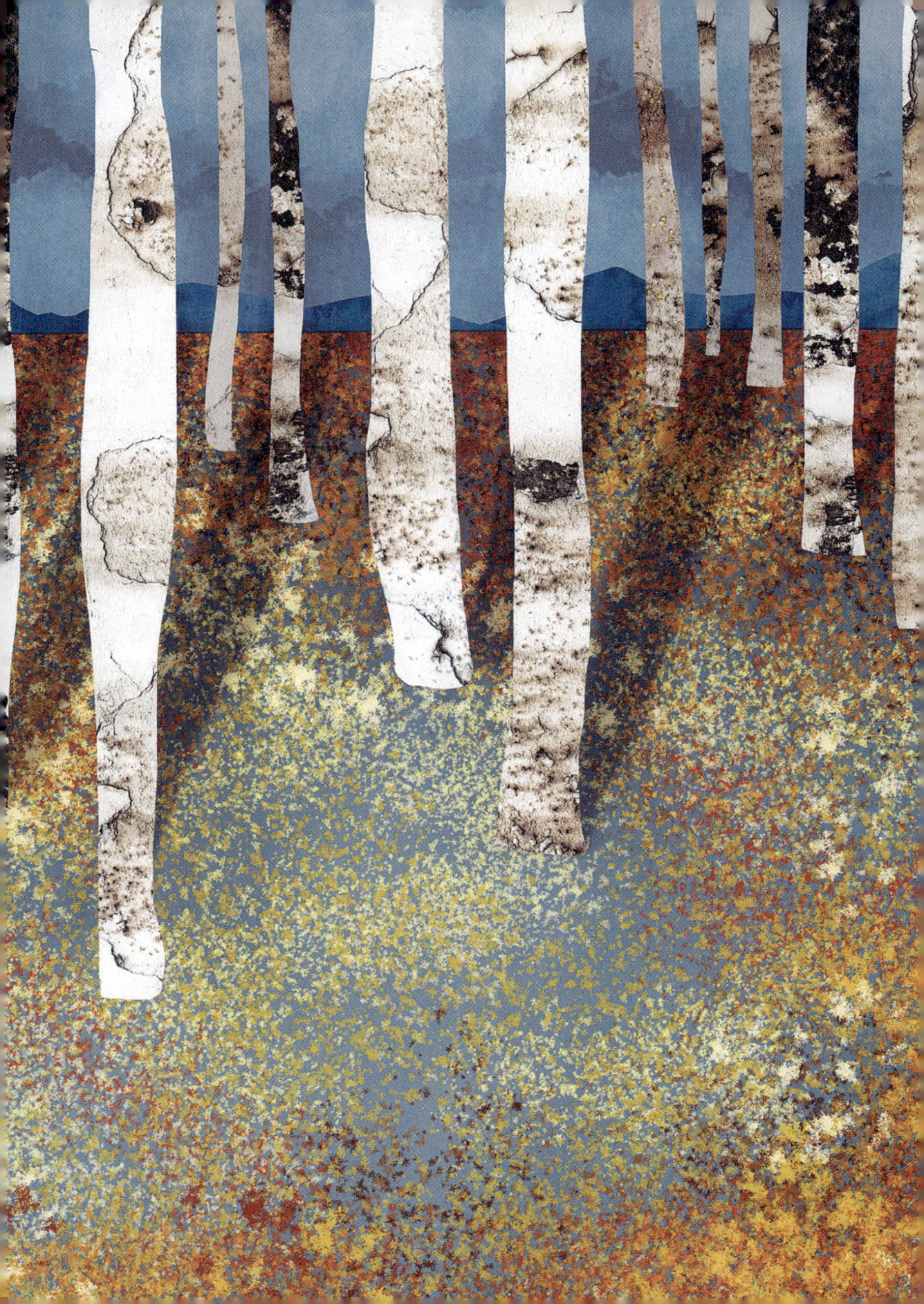

* **Ätherisches Öl:** Weihrauch wird auch »Öl der Wahrheit« genannt. Gib einige Tropfen Weihrauchöl in einen Diffusor oder zünde ein Weihrauch-Räucherstäbchen an.

* **Ritual:** Entzünde einige Minuten lang ein Räucherbündel aus weißem Salbei, um den Raum und deine eigene Aura (Energiefeld) zu reinigen. Wenn du bereit bist, drücke das Bündel aus, dämpfe das Licht und nimm eine bequeme Sitzhaltung ein.

* Nimm dir Zeit, um Grübeleien beiseitezuschieben, Entspannung zu finden und die Gedanken zur Ruhe kommen zu lassen. Konzentriere dich auf deinen Atem. Achte auf die Ein- und Ausatmung, aber verändere nichts. Bleib in der Rolle des Beobachters.

Stell dir beim nächsten Einatmen Blätter vor, die im Wind tanzen.

Die Blätter haben verschiedene Formen und Größen. Du kannst unterschiedliche Farben, Texturen und Konturen erkennen. Beim Einatmen tanzen die Blätter, beim Ausatmen sinken sie langsam zu Boden. Wiederhole dies zehnmal. Lass die Blätter bei jedem Einatmen tanzen und bei jedem Ausatmen langsam ein Stück weit zu Boden sinken. Spüre bei jedem Absinken, wie auch dein Geist und Körper sich etwas verlangsamen und zur Ruhe kommen. Nimm dir Zeit und sinke mit jedem Ausatmen tiefer in dich ein.

Sinke immer tiefer und entspanne dich allmählich immer mehr.

Beim nächsten Einatmen folge deinem Atem durch die Nasenlöcher in den Kopfraum. Verweile hier einen Moment – in deinem tollen Geist, der so viel weiß, aber immer neugierig ist und mehr erfahren möchte.

Der Geist kann ein unruhiger Ort sein. Hier gibt es auch Gedanken, die unfreundlich, kritisch oder voreingenommen sind. Selbst wenn sie gerade nicht im Vordergrund stehen, kennst du sie höchstwahrscheinlich. Nimm sie jetzt wahr oder erinnere dich an sie. Nimm sie wahr, ohne sie zu verdrängen oder ihnen weiter nachzugehen.

Vielleicht sind es Gedanken über dich, über andere oder beides. Nimm sie einfach nur wahr. Stell dir beim nächsten Einatmen vor, dass diese Gedanken wie die Blätter durch die Luft wirbeln. Ihr Tempo bestimmst du selbst. Vielleicht wirbeln sie abwärts schneller oder langsamer. Atme gleichmäßig weiter, bis die

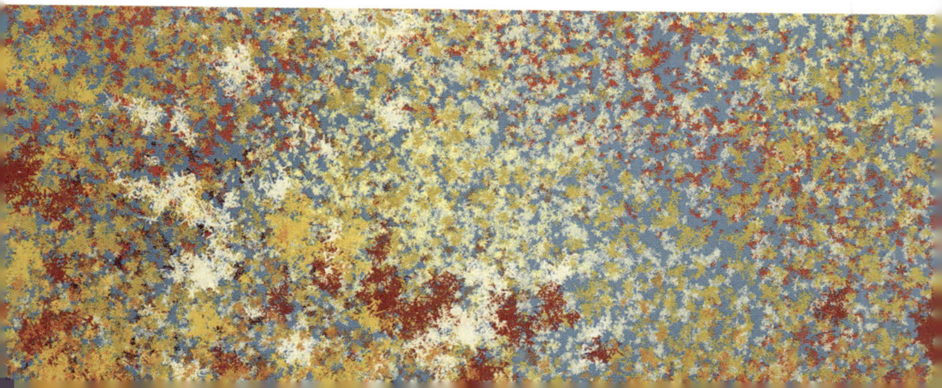

Gedanken zu Blättern werden, die im Wind tanzen. Wenn du bereit bist, atme tief ein und wieder aus, sodass die Blätter und Gedanken zu Boden sinken.

Während die Blätter und Gedanken sich setzen, atme fünfmal tief ein und aus. Sage beim Einatmen zu dir selbst: »Ich werde geliebt.« Beim Ausatmen sagst du: »Du wirst geliebt.«

Lass alles los.

Kehre zu deinem normalen Atemfluss zurück. Beobachte die Ein- und Ausatmung. Verändere nichts, bleibe in der Rolle des Beobachters. Wenn du bereit bist, öffne langsam die Augen.

Wenn du möchtest, kannst du die Meditation mit einem Räucherritual und einer Tasse Kräutertee beenden.

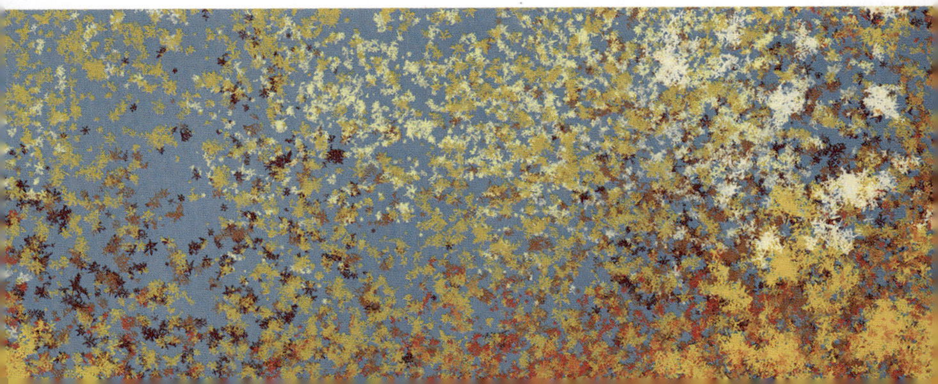

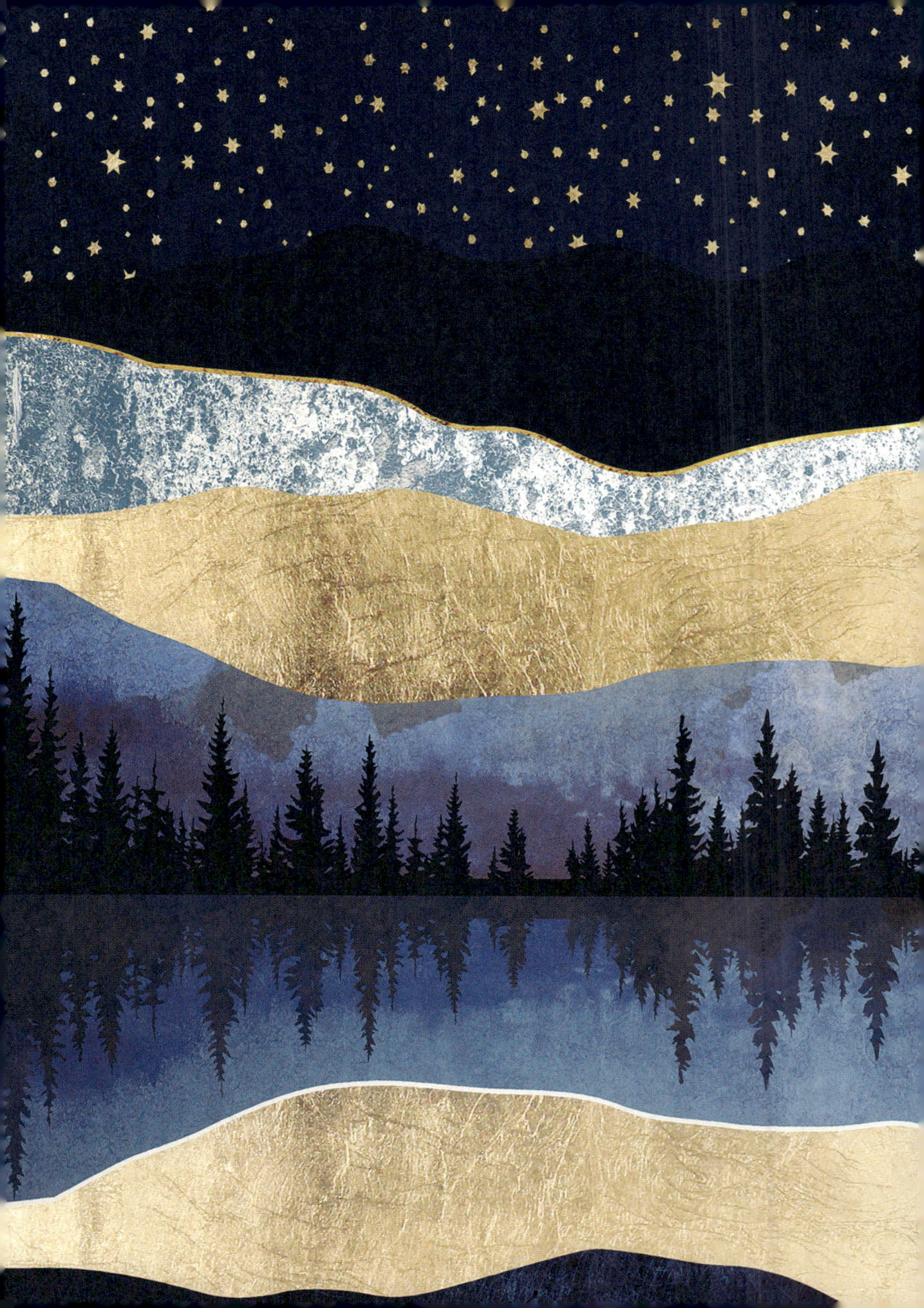

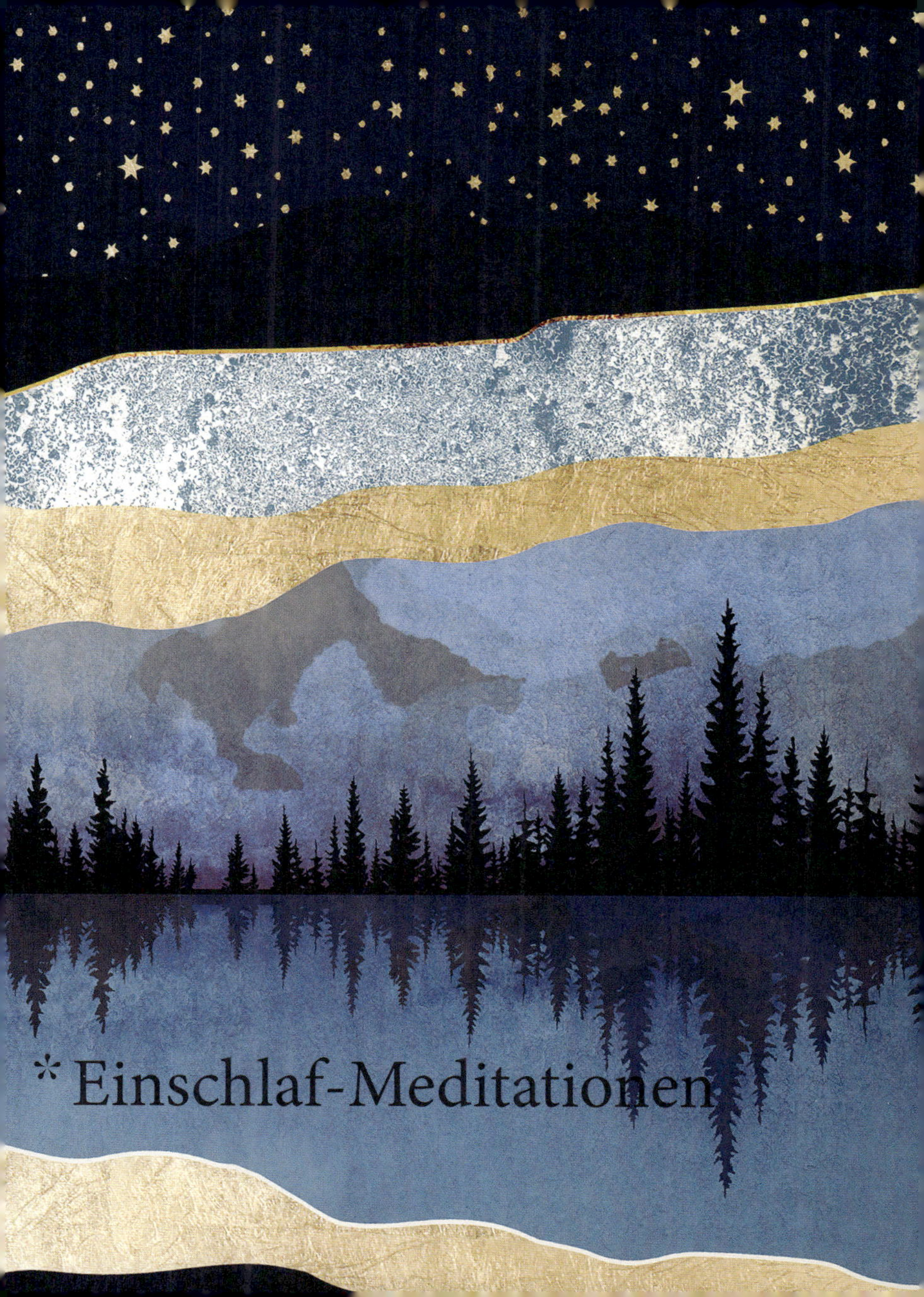
* Einschlaf-Meditationen

Seelische Ganzheit

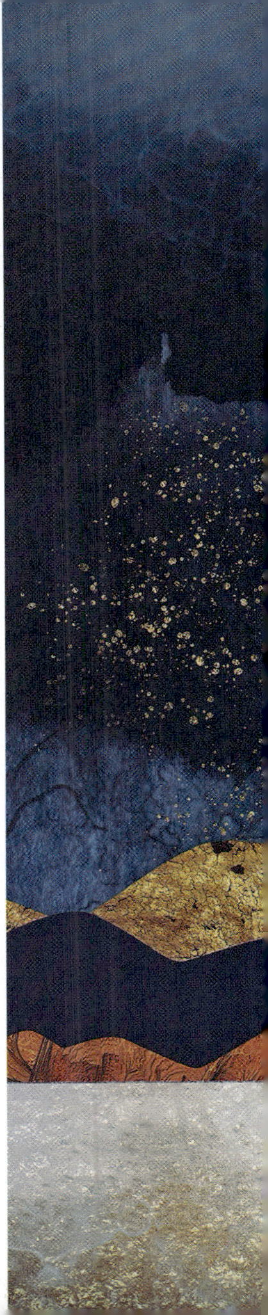

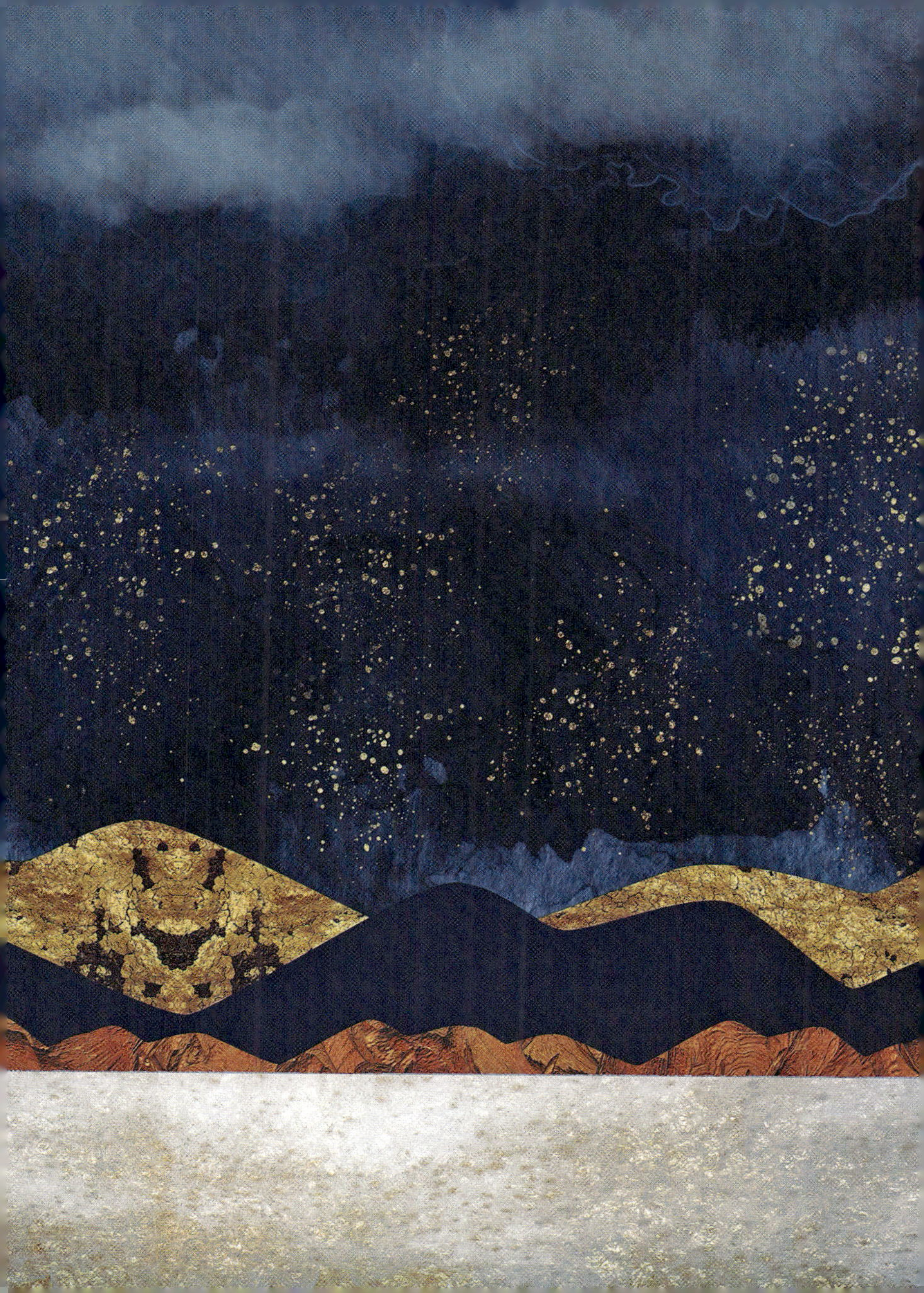

* **Ätherisches Öl:** Mische zur Unterstützung der Meditation 2 Tropfen Myrrheöl mit etwas Trägeröl und tupfe es in Herzhöhe auf die Brust. Es hilft gegen Ängste.

* **Ritual:** Dämpfe das Licht und lege dich auf den Rücken. Die Arme liegen neben dem Körper, die Beine sind nicht gekreuzt. Falls dir kühl ist, kannst du dich zudecken. Wenn du dich entspannst und deine Atmung ruhiger wird, nimm einen Moment lang Verbindung zu deinem Herzen und deiner inneren Güte auf. Wähle eine Eigenschaft, die du an dir magst, und verstärke ihre Energie, sodass sie dein ganzes Wesen erfüllt und zum Leuchten bringt.

*Dein Leben ist eine Reise. Es beginnt mit der Geburt und eigentlich schon davor. Unterwegs hast du viel erfahren: Liebe, Einsichten, Wissen, Freundschaft, Standpunkte, Selbstvertrauen, Verständnis, Weisheit und noch viel mehr. Du hast Erinnerungen gesammelt, die immer Teil von dir sein werden. Die Lebensreise war nicht immer leicht, und unterwegs hast du auch Teile von dir verloren oder an einem sicheren Ort weggesperrt, weil sie Schutz brauchten.

Diese Meditation soll helfen, verlorene Teile deiner selbst wiederzufinden und deine Seele sicher nach Hause zu führen, damit du dich friedvoll und ganz fühlen kannst.

Bei dieser Meditation ist es wichtig, alle Gefühle zuzulassen, die auftauchen. Jetzt hast du Zeit und Raum, dich ihnen ganz zu widmen.

Nimm wahr, an welchen Punkten dein Körper deine Unterlage berührt. Atme dreimal tief ein und aus.

Lass dich bei jedem Ausatmen tiefer in deine Unterlage sinken.

Fange beim Einsinken an loszulassen. Spüre, wie dein Kiefer locker wird, wie sich die kleinen Muskeln um deine Augen entspannen und sich der Bereich zwischen den Augen glättet. Lass nun auch deinen Hals und deine Zunge weich werden.

Wenn dein Hals und deine Schultern weich werden und förmlich unter dir wegschmelzen, spüre nach, wie auch dein Geist weicher wird. Die Wirbelsäule wird weich. Dein Brustkorb dehnt sich mit jedem Einatmen aus und wird mit jedem Ausatmen weicher. Deine Arme werden weich. Deine Hände, die so oft hart arbeiten, werden weich. Jeder Finger wird weich. Spüre, wie dein Herz weich wird und dein Atem weich in deinen weichen Bauch strömt.

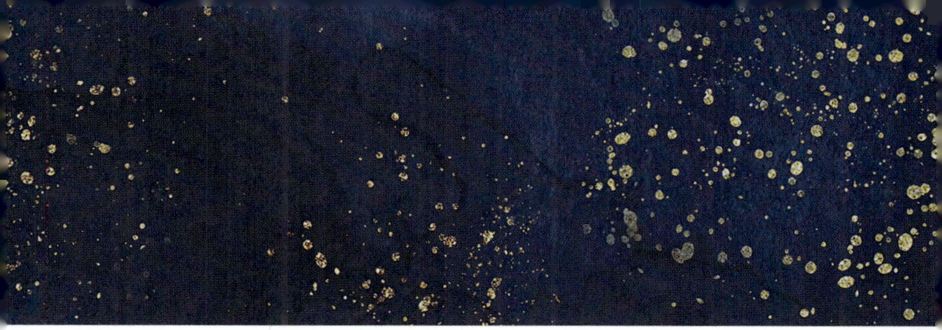

Lass dein Gesäß und deine Oberschenkel weich werden. Auch die Knie, die Waden, die Knöchel und zuletzt die Zehen werden ganz weich.

Wenn dein ganzer Körper weich wird, wird auch dein Inneres weich. Deine Konturen scheinen sich aufzulösen. Atme sanft und lass alles los.

Wenn du hier liegst und dich weich fühlst, erinnere dich an die Reise, die dich bis zu diesem Punkt geführt hat. Deine Aufmerksamkeit wird sich Menschen zuwenden, die dir wichtig waren, die du geliebt oder gar verloren hast, und Erinnerungen, die dir besonders viel bedeuten. Lass dich von den Menschen und Orten leiten, die auftauchen, aber verweile nicht zu lange dabei. Frage nicht, warum sie sich melden. Vertraue darauf, dass alles so geschieht, wie es sein soll.

Deine Aufmerksamkeit wendet sich nun dir und den Eigenschaften zu, die es dir ermöglicht haben, bis an diesen Punkt zu gelangen. Vielleicht erkennst du Geduld, Großzügigkeit, Mut, Liebe, Verspieltheit, Weisheit, Hingabe, Würde, Zielstrebigkeit, dein inneres Licht und dein großes Herz. Du weißt, dass du diese Eigenschaften nicht in allen Situationen und allen Menschen gegenüber gezeigt hast, aber das ist in Ordnung. Du trägst diese Eigenschaften in dir.

Du verdienst Anerkennung für das unvollkommen-vollkommene Geschöpf, das du bist.

Deine Aufmerksamkeit wendet sich Bereichen zu, die du schützen musstest. Du erinnerst dich an Momente, in denen du Teile von dir verschlossen oder abgespalten hast. Urteile nicht darüber. Du hast getan, was nötig war, um dich zu schützen und gut für dich zu sorgen.

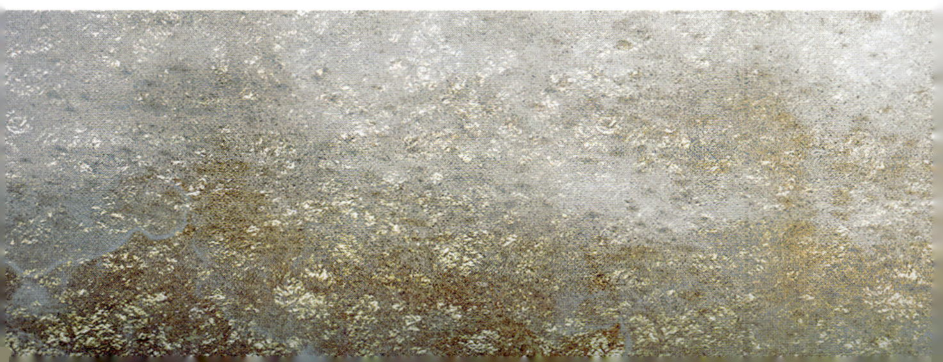

Erinnere dich jetzt, was dich dazu gebracht hat, und überlege ob es vielleicht richtig wäre, diese weggesperrten Teile von dir wieder hervorzuholen. Nimm dir Zeit, gib deiner Aufmerksamkeit Raum. Du weißt, wohin du schauen musst – vertrau dir selbst.

Du beginnst, die verlorenen Teile wieder anzunehmen, Barrikaden zu entfernen und Teile, die zurückkommen wollen, willkommen zu heißen. Du erkennst einen Teil von dir, der weit, weit entfernt ist – vielleicht in einer anderen Zeit und an einem anderen Ort sicher vor der Welt verborgen. Sende diesem Teil aus der Mitte deines Wesens einen dünnen Silberfaden. Der Faden hält ewig und kann Zeit und Raum überbrücken. Er weiß, wohin er streben muss, um Verbindung zu deinen verlorenen Anteilen aufzunehmen. Wenn er Verbindung zu Teilen aufnimmt, die du bereit bist, wieder zuzulassen, wirst du ein leichtes Ziehen in der Mitte deines Wesens spüren. Dann weißt du, dass es Zeit ist, den Silberfaden ganz langsam und vorsichtig wieder einzuholen – und mit ihm den verlorenen Anteil.

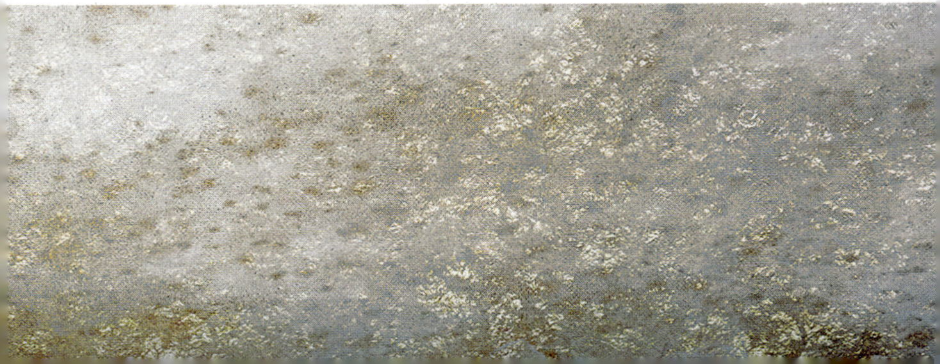

Wenn du den Silberfaden wieder ganz zu dir heranholst, wirst du einen leichten Luftzug auf der Haut spüren. Dann weißt du, dass alles gut ist. Du kannst dich ganz, sicher und beschützt fühlen. Nun wende deine Aufmerksamkeit einer Frage zu.
Du fragst dich:

Was ist nötig, um ganz aus meiner Mitte heraus zu leben?

Überlege, welche Bedingungen deine Seele braucht. Danach bedanke dich bei dir selbst für alles, was du warst und bist. Lass dich ganz von Liebe und Dankbarkeit durchströmen.

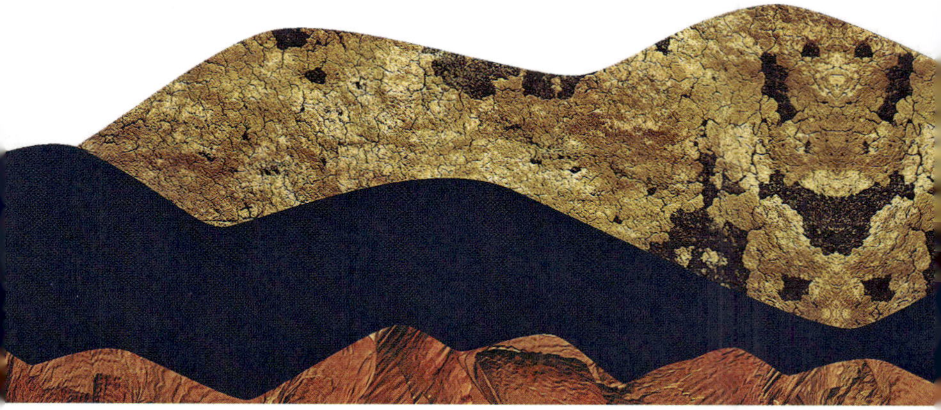

Komm mit deiner Aufmerksamkeit zurück zu deinem Atem, dem Ein- und Ausatmen. Wenn du dich auf die Atmung konzentrierst, fängst du an, deinen Körper wieder bewusst wahrzunehmen. Du spürst seine Ausdehnung und die Berührungspunkte oder -flächen mit deiner Unterlage.

Nimm dir Zeit, um dich ganz zu erspüren und auch deine Unterlage wahrzunehmen.

Bewege Finger und Zehen, lass deinen Körper langsam zum Leben erwachen. Wenn du bereit bist, drehe dich auf die rechte Seite. Nun kannst du dich aufrichten oder einfach in den Schlaf abgleiten.

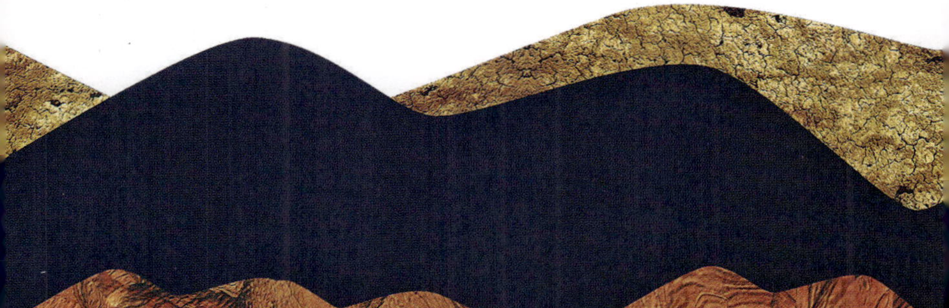

Der einfache Weg

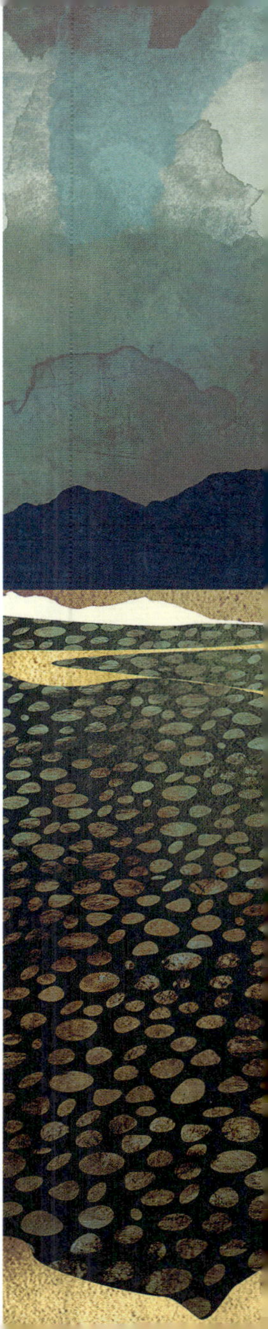

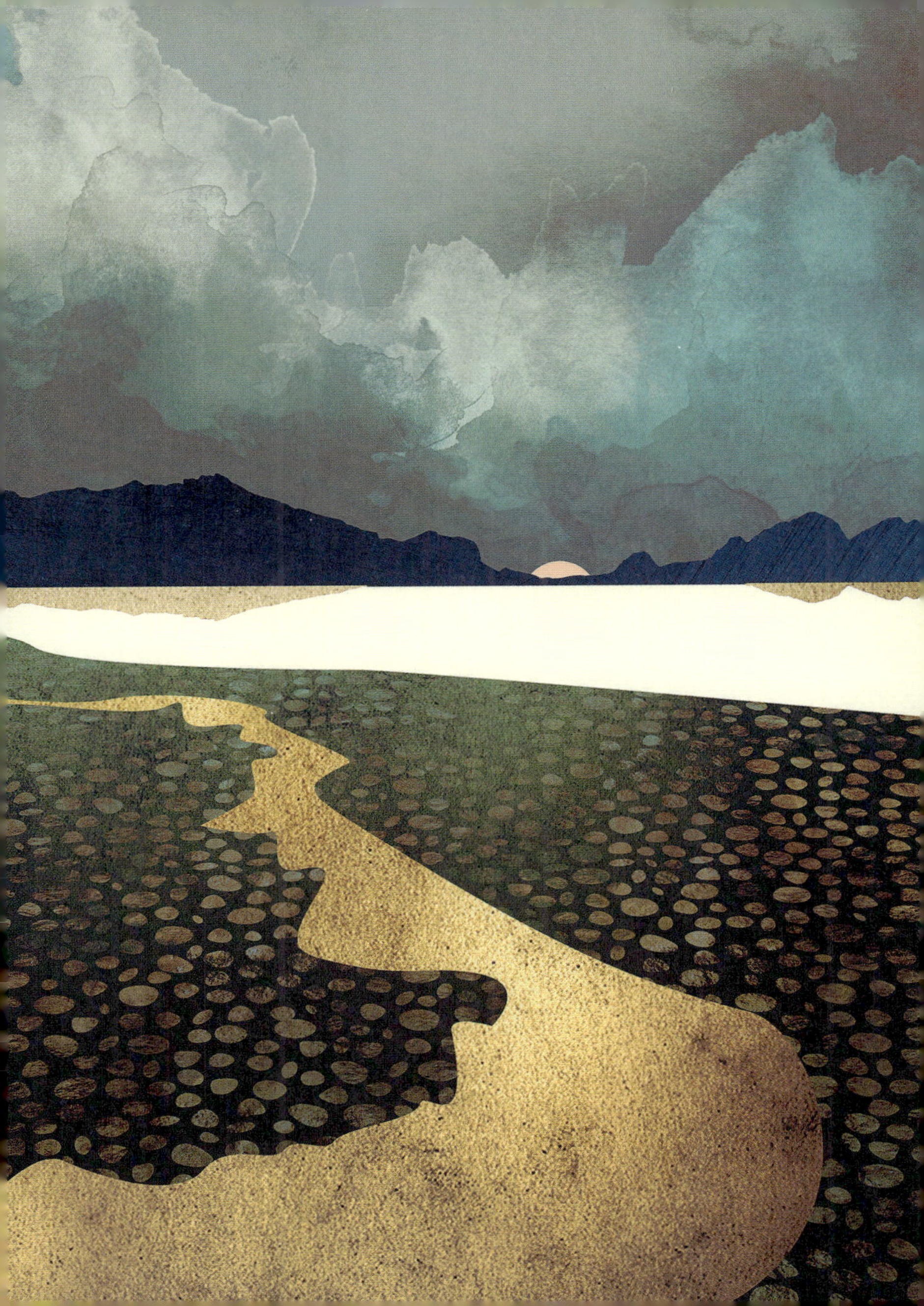

* **Ätherisches Öl:** Mische 1 Tropfen Sandelholzöl mit etwas Trägeröl und tupfe es auf den Scheitel oder zünde ein Sandelholz-Räucherstäbchen an.

* **Ritual:** Nimm dir 10–15 Minuten Zeit für einen achtsamen Spaziergang. Das Smartphone bleibt zu Hause. Nimm deine Bewegung bewusst wahr. Gehe im Idealfall barfuß durchs Gras, um dich zu erden. Dämpfe zu Hause das Licht, bevor du mit der Meditation beginnst.

* Heute unternimmst du einen Spaziergang und du weißt, es wird ein einfacher Weg sein. Unterwegs werden dir Zeichen begegnen. Wenn das geschieht, beachte sie und vertraue deinen Instinkten.

Entspanne zuerst deinen Körper für eine oder zwei Minuten. Du musst nichts tun, nur sein.

Werde dir deiner Gefühle bewusst und lenke sie an einen friedvollen Ort. Dann lass dein Gedankenkarussell mit jedem Atemzug bewusst langsamer werden, bis sich dein Geist einigermaßen ruhig anfühlt.

Du stehst am Fuß eines Berges. Du bist allein, aber du weißt, dass du geführt wirst, denn tief in deinem Inneren hast du verstanden, dass du niemals wirklich allein bist. Staunend schaust du den majestätischen Berg an, dessen Gipfel sich bis in die Wolken erhebt. Du weißt, dass dieser Berg viel gesehen hat. Er hat große Veränderungen erlebt und steht dennoch unerschütterlich an seinem Platz.

Die Luft ist kühl, und du spürst den Nebel, der vom Berg kommt, leicht auf deiner Haut. Du weißt, dass die Sonnenstrahlen langsam hinter der Bergkulisse verschwinden werden, wenn du weitergehst. Du hältst inne, um deine Umgebung intensiv wahrzunehmen. Du lauschst den Geräuschen der Natur und atmest die klare Bergluft. Du nimmst den Duft der Blätter unter deinen Füßen wahr. Die Erde lebt. Die Wärme der Abendsonne belebt sie.

Dann betrittst du den Weg, der vor dir liegt.

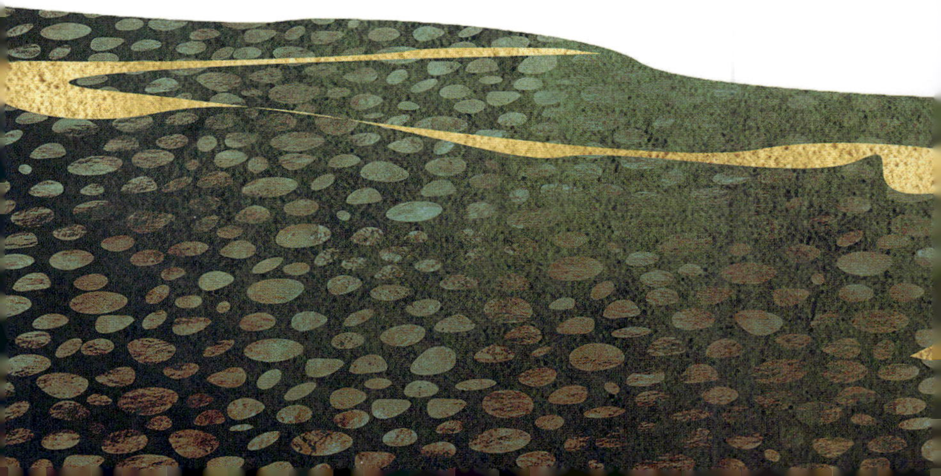

Du steigst den Berg empor, aber der Aufstieg ist nicht anstrengend. Beim Weitergehen stellst du fest, dass du gar keine Kraft aufwenden musst. Es ist nicht nötig, diesen Berg zu bezwingen, und das war schon immer so. Wenn deine Füße den Boden berühren, spürst du, dass der Berg dich trägt und unterstützt, dir Mut für jeden neuen Schritt schenkt. Du gehst weiter und erinnerst dich, dass du schon einmal hier warst und dem leichten Weg gefolgt bist, der sich Schritt für Schritt vor dir auftut. Du erkennst, dass du dir Zeit lassen und den Weg genießen kannst. Es besteht überhaupt kein Grund zur Eile.

Alles ist gut.

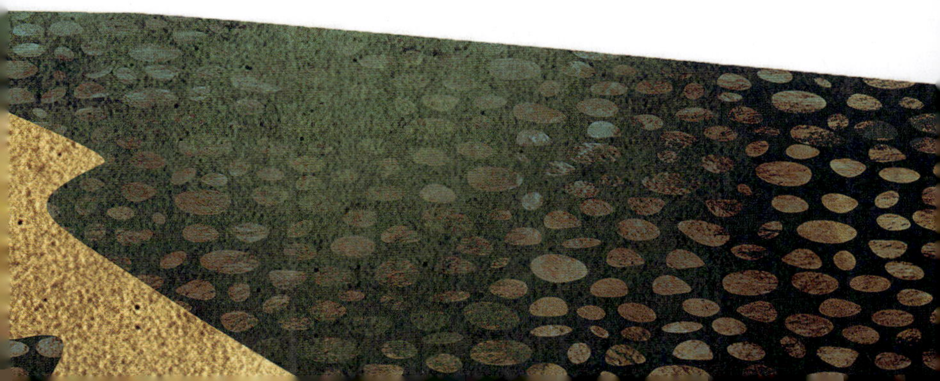

Kurz vor dem Gipfel wird der Weg steiler. Du gehst langsamer und lässt deinen Atem tiefer werden. Fülle deine Lungen mit reiner Bergluft und denke daran, dass Atmen das Wichtigste im Leben ist.

Du spürst, dass hinter den Wolken etwas auf dich wartet. Du weißt nicht was, aber im Herzen ahnst du, dass du dich darüber freuen wirst.

Du legst eine Pause ein und genießt die Aussicht. Es ist ein wunderbarer Blick über kleinere Berge. Du siehst Flüsse, die sich wie Bänder aus geschmolzenem Silber zu einem See schlängeln, der im Sonnenlicht glänzt.

Dein Herz ist erfüllt, und du gehst die letzten Schritte durch die Wolken zum Gipfel.

Es ist, als ob du eine andere Welt betrittst. Einen magischen Ort, an dem keine Zeit existiert, aber Liebe allgegenwärtig ist.

Auf einem Felsen sitzt eine Person mit dem Rücken zu dir. Du kannst ihr Gesicht nicht sehen, aber du weißt sofort, wer es ist. Du näherst dich. Als sich die Person umdreht, um dich zu begrüßen, wird kein Wort gesprochen. Eure Blicke senden und empfangen alle Zuneigung, die ihr füreinander empfindet. Ihr fasst euch an den Händen und schaut euch einen Moment lang, der sich wie eine Ewigkeit anfühlt, tief in die Augen.

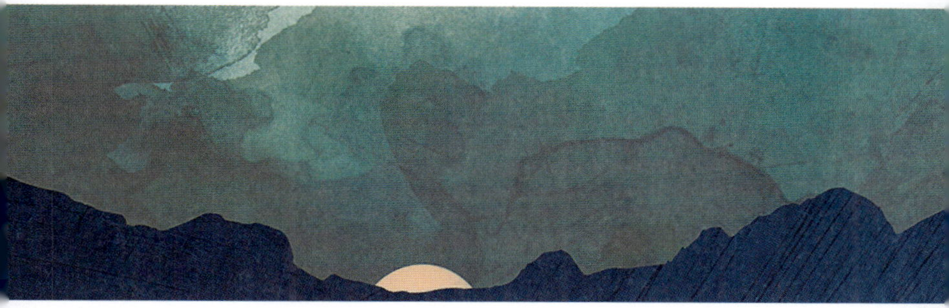

Es ist Zeit zum Aufbruch. Bevor du gehst, greift dein Gegenüber in seine Tasche und gibt dir ein Geschenk. Dieser Gegenstand wird dich künftig daran erinnern, dass der leichte Weg dir immer offen steht. Du nimmst das Geschenk mit Freude an und verabschiedest dich ohne Worte.

Dein Führer setzt sich wieder auf den Stein, und du wendest dich friedvoll dem Weg zu, der vor dir liegt.

Du weißt jetzt, dass es dein Weg ist und dass niemand sonst ihn für dich gehen kann.

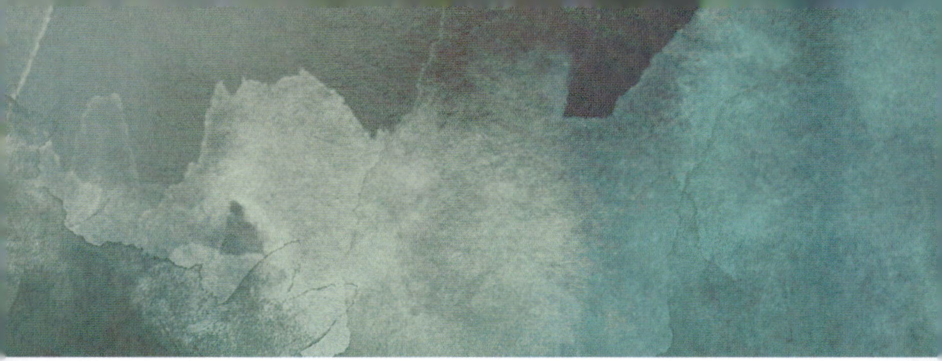

Setze den Weg durch die Wolken fort und beginne den Abstieg mit leichtem Schritt.

Schritt für Schritt folgst du dem leichten Weg zurück bis an den Fuß des Berges. Du fühlst, dass der Berg dich unterstützt hat, wie er es immer getan hat. Die Sonne geht unter, und der Himmel färbt sich intensiv rosa.

Du weißt, dass es dein Weg ist, dass du auf ihm aber geführt wirst.

Du kommst am Fuß des Berges an und hältst einen Augenblick inne, um dort hinaufzuschauen, wo du gewesen bist, und um dankbar zu sein.

Stiller See

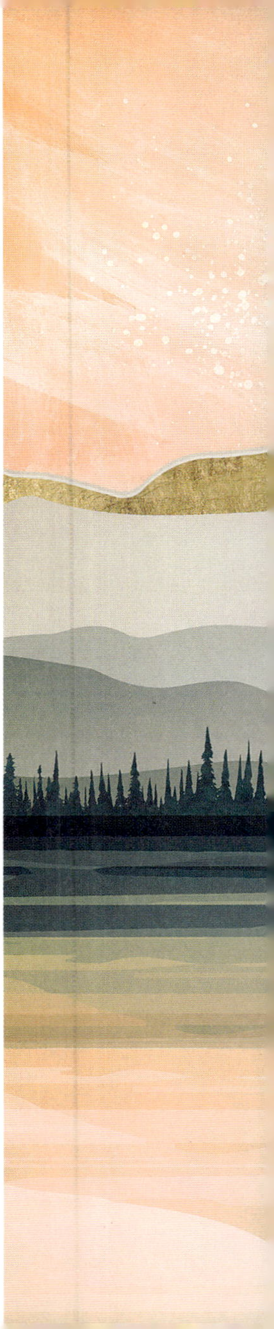

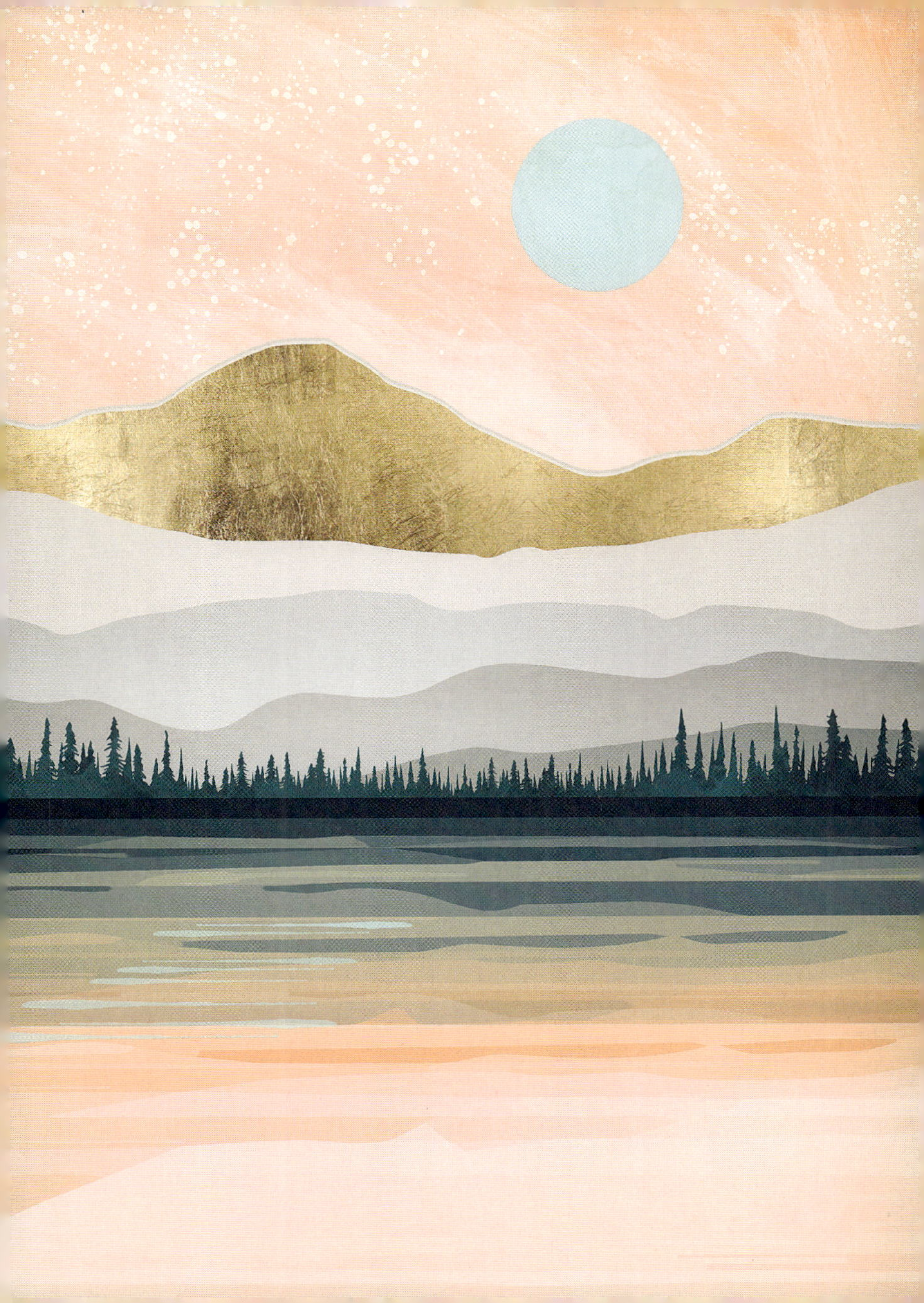

* **Ätherisches Öl:** Mische zur Unterstützung der Meditation 2 Tropfen römisches Kamillenöl mit etwas Trägeröl und tupfe es auf die Stirn oder hinter die Ohren.

* **Ritual:** Setze dich vor der Meditation ruhig hin und denke an Momente in deinem Leben, in denen du dich glücklich und erfüllt gefühlt hast. Wo warst du? Wer war bei dir? Was hast du getan?

* Achte bewusst auf Geräusche, die du gerade hörst. Wende deine Aufmerksamkeit den Geräuschen zu, die dir nahe sind, im gleichen Raum.

Dann lass deine Aufmerksamkeit aus dem Raum schweifen. Was hörst du in den Nachbarräumen? Verweile einen Moment bei den Geräuschen im Haus. Was hörst du außerdem?

Richte deine Aufmerksamkeit aus dem Haus heraus. Was hörst du draußen? Folge den Geräuschen außerhalb des Hauses ein wenig, verweile mit deiner Aufmerksamkeit bei ihnen. Was hörst du außerdem?

Kehre mit deiner Aufmerksamkeit wieder in den Raum zurück und konzentriere dich auf deine Atemgeräusche.

Einatmen, ausatmen

Sinke mit jedem Atemzug tiefer in deinen Körper. Du weißt, dass du eine Reise antreten wirst. Sie beginnt mit einem Boot.

Du gehst auf einem ausgetretenen Pfad zum See. Es dämmert, die Sonne steht schon tief. Auch im Dämmerlicht fühlst du dich auf dem kurzen Weg sicher. Du weißt, dass dir keine Gefahr droht. Der Mond bescheint den Pfad und weist dir den Weg. Am Himmel siehst du die ersten Sterne glitzern. Es fühlt sich gut an, am Leben zu sein.

Vor dir siehst du am Seeufer eine Person mit einer Laterne. Du weißt, dass es der Fährmann ist, der dort auf dich wartet. Bevor du ins Boot steigst, lässt er dich innehalten. Dies ist der Moment, in dem du deine Frage wählen musst. Du wirst sie dem Fährmann erst später, wenn ihr auf dem See seid, stellen. Du zögerst. Es ist eine große Frage über Sinn und Bedeutung deines Lebens, und du brauchst etwas Zeit, um sie zu formulieren.

Welche Frage kommt dir in den Sinn?

Wenn du deine Frage gefunden hast, nickst du dem Fährmann zu. Er hält das Boot ruhig. Beim Einsteigen hörst du, wie das Wasser rhythmisch an den hölzernen Rumpf klatscht. Du kon-

zentrierst dich darauf und auf andere Umgebungsgeräusche. Als ein Vogel still durch den samtigen Himmel fliegt, fällt dir auf, dass die Dunkelheit sogar kaum hörbare Geräusche verstärkt.

Mit jedem Ruderschlag bringt dich der Fährmann weiter in die Dunkelheit mitten auf dem See. In der Stille der Nacht gleicht sich dein Atem dem Rhythmus der Ruderschläge an. Du fühlst, wie kühle Luft beim Einatmen in deine Nase dringt, und gleichzeitig hörst du, wie die Ruderblätter in die glatte Seeoberfläche eintauchen. Der Fährmann bewegt das Boot vorwärts, und du atmest vollständig in die dunkle Nachtluft aus, während die Ruderblätter aus dem Wasser gehoben werden. Atme ein, wenn die Ruderblätter ins Wasser eintauchen und das Boot vorwärts bewegen. Atme aus, wenn sie das Wasser wieder verlassen.

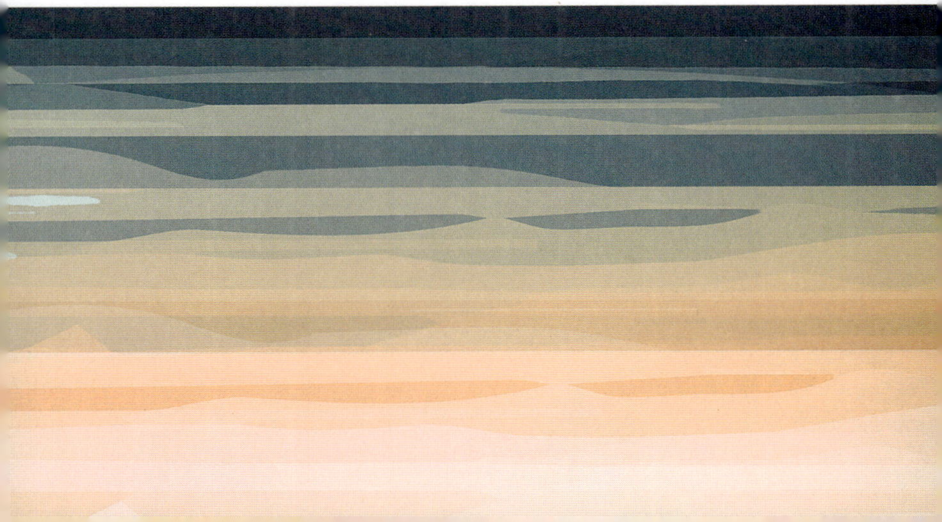

Zähle zwanzig Ruderschläge des Fährmanns und atme im gleichen Rhythmus mit ihnen. Du fühlst dich sicher. Du weißt, dass du genau da bist, wo du sein sollst.

Zu gegebener Zeit hält der Fährmann inne und holt die Ruder ins Boot. Jetzt kannst du ihm deine Frage stellen, die du vor dem Einsteigen formuliert hast. Du stellst die Frage und wartest auf die Antwort.

Alles ergibt Sinn.

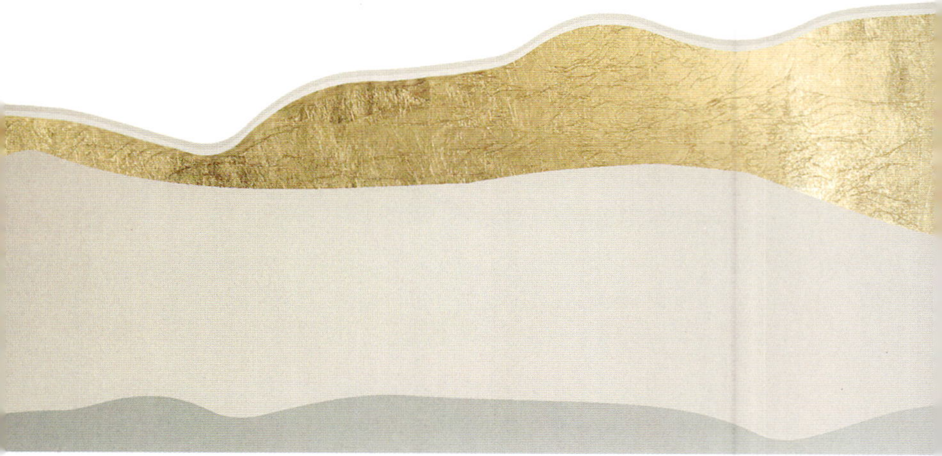

Du genießt die nachdenkliche Stille auf dem Rückweg. Das Boot gleitet geräuschlos ans Ufer. Du steigst aus und dankst dem Fährmann für seine Führung. Er reicht dir eine Laterne, damit du den Weg zurück nach Hause gut findest.

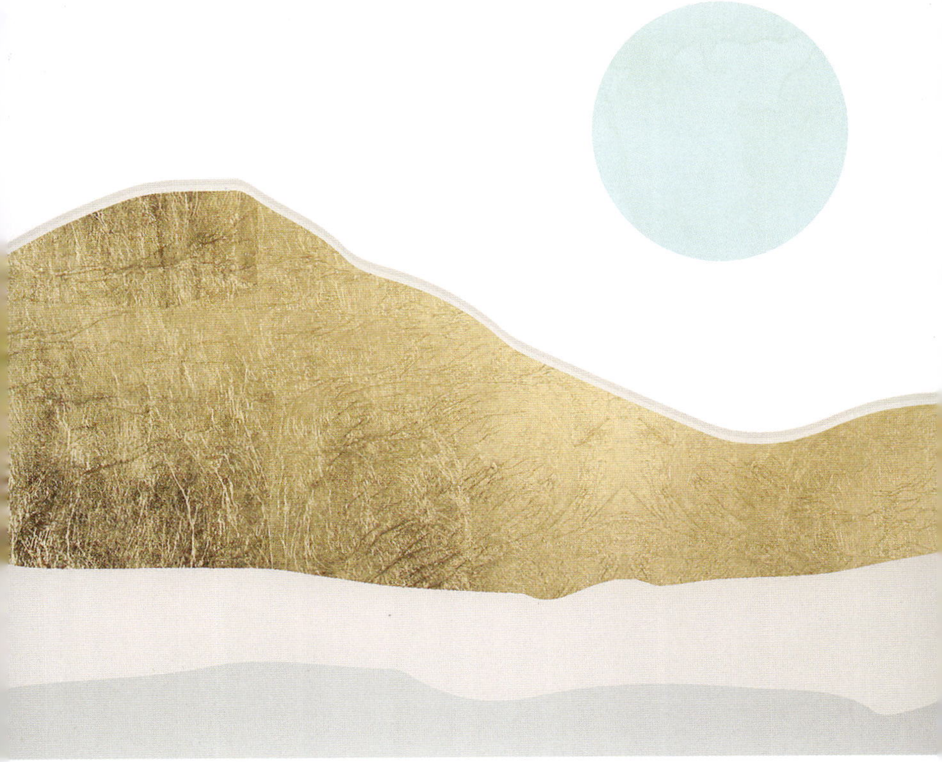

Heimkehr

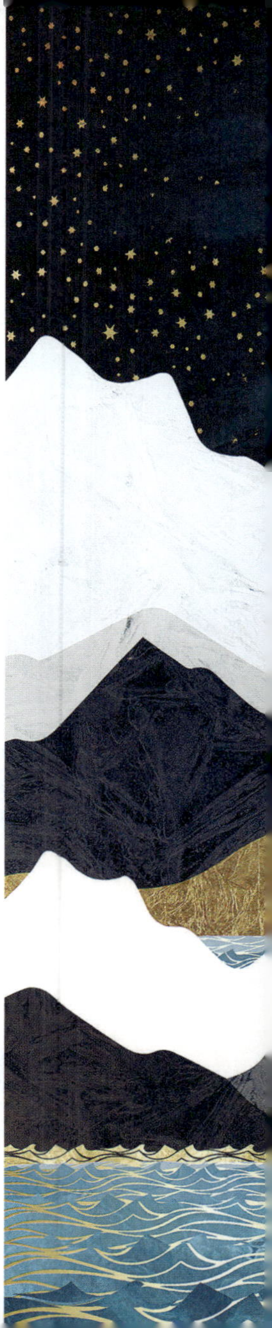

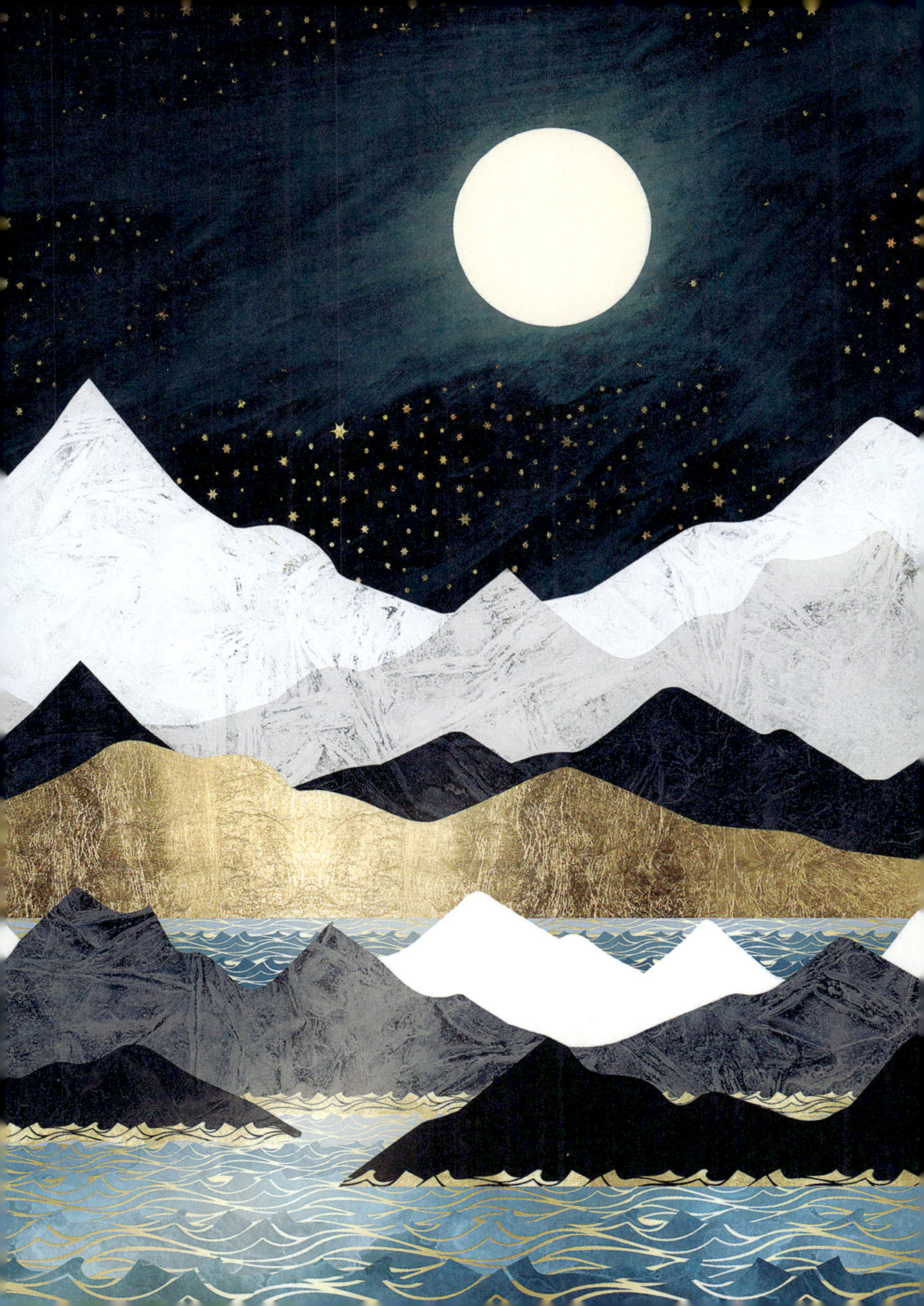

✲ Ätherisches Öl: **Mische 1–2 Tropfen Jasminöl mit etwas Trägeröl und tupfe es auf dein Sakralchakra (das Energiezentrum unterhalb deines Bauchnabels).**

✲ Ritual: **Du sitzt bequem mit gekreuzten Beinen. Die Hände ruhen auf den Knien, Becken aufgerichtet, die Wirbelsäule ist gerade, das Kinn ganz leicht zurückgezogen. Schließe die Augen und richte deine Aufmerksamkeit nach innen. Du kannst dich auf deine Atmung konzentrieren oder die Aufmerksamkeit bewusst auf deine Mitte lenken, wo immer sie für dich ist.**

Mit den Händen auf den Knien und nach innen gerichteter Aufmerksamkeit beginne nun, mit dem Oberkörper Kreise zu beschreiben – zuerst nach vorn, dann nach links, nach hinten und über rechts wieder nach vorn. Folge dabei deinem eigenen Rhythmus und lass die Energie des Kreisens natürlich fließen. Wechsele nach vier oder fünf Kreisen die Richtung. Wenn es sich für dich gut anfühlt, kannst du auch häufiger und schwungvoll kreisen.

Wenn du bereit bist, kehre zur Mitte zurück. Lege die linke Hand auf deinen Bauch und die rechte Hand auf die linke. Atme tief in den Bauchraum. Spüre, wie sich deine Hände beim Einatmen heben und beim Ausatmen senken. Nimm fünf bis acht tiefe Atemzüge – so viele, wie dir angenehm sind. Bleibe für die Dauer der Meditation in dieser Haltung.

* Sage dir zu Beginn der Meditation, dass es jetzt Zeit ist, alle anderen Angelegenheiten für eine Weile loszulassen.

Dies ist deine Zeit, dein Raum, nur für dich allein.

Es gibt nichts, das du tun musst. Du brauchst dich nicht anzustrengen.

Sitze bequem im Schneidersitz. Der Rücken ist aufrecht, das Kinn leicht zurückgezogen. Lege die linke Hand auf den Bauch und die rechte Hand auf die linke. Konzentriere dich auf deine Atmung – ein und aus.

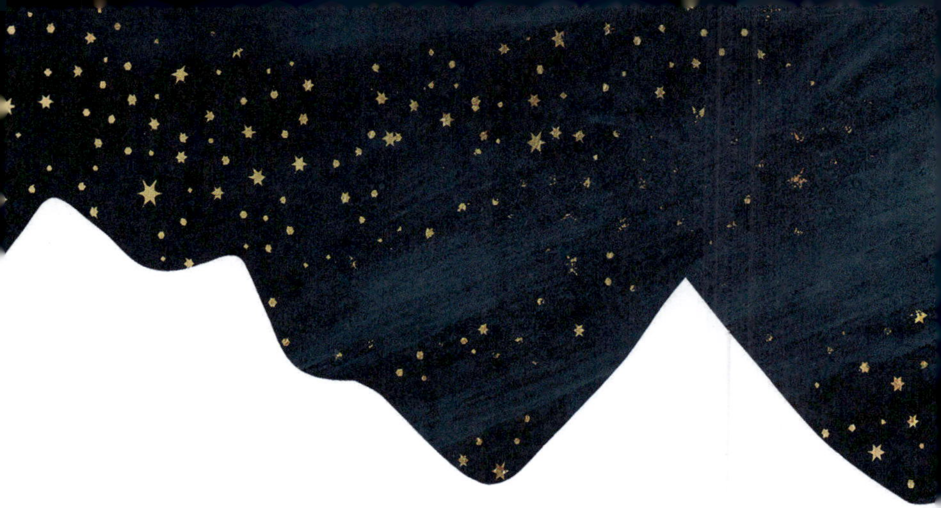

Du gehst auf eine Reise. Es ist eine Reise zu dir, um das Wesentliche in dir zu erkennen.

Wenn du unterwegs das Gefühl hast, dich zu verirren, kehre zu deiner Atmung zurück. Mehr musst du nicht tun, keine Anstrengung ist nötig.

Du beginnst den Weg am oberen Ende einer schönen Treppe. Bewundere sie. Nimm wahr, woraus sie gebaut ist und wie solide sie ist. Sie hat zehn Stufen. Die Treppe führt ins Dunkle, aber du weißt genau, dass es am Fuß der Treppe etwas Kostbares zu entdecken gibt.

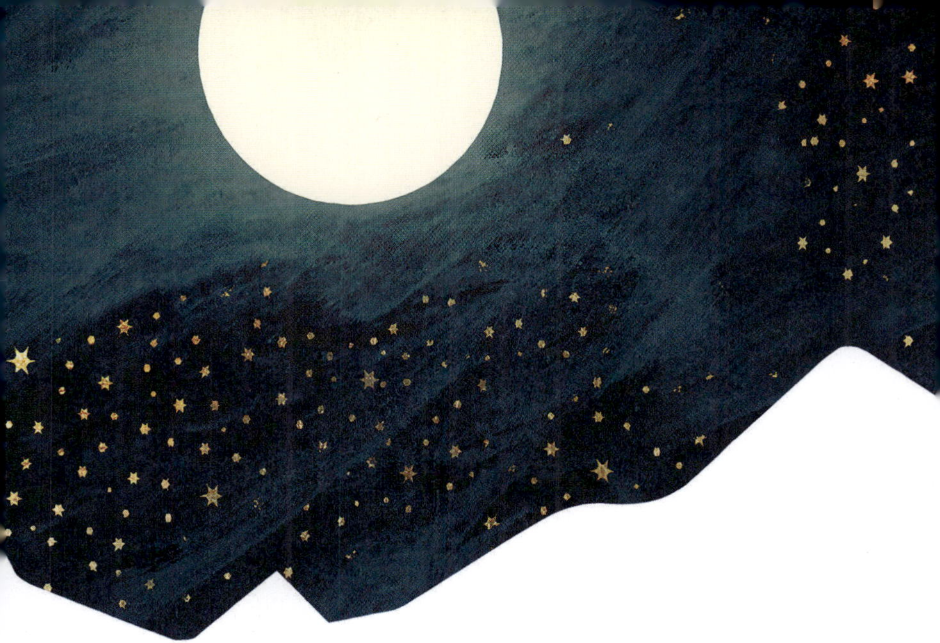

Steige die erste Stufe hinab und zähle langsam rückwärts. Zehn: Du atmest tief und spürst die Schwere deines Körpers. Neun: wieder ein Atemzug, die nächste Stufe. Acht: Du gehst tiefer und atmest dabei tief. Sieben: die nächste Stufe abwärts. Dein Geist fühlt sich ruhig an. Sechs: Mit jeder Stufe fühlst du dich ruhiger und entspannter. Fünf: Du bist tief entspannt und gehst wieder eine Stufe hinab. Vier: noch tiefer. Drei: Bei diesem Schritt entspannst du dich noch mehr. Zwei: Du schwebst beinahe. Eins: Du steigst hinab, leicht wie eine Feder, und betrittst einen schönen Raum, der mit friedlichem, strahlendem Licht erfüllt ist. Wenn du an diesem Ort wahrer, lebendiger Schönheit ankommst, sind dein Körper und dein ganzes Sein vollkommen eins und entspannt.

Sprachlos bestaunst du die Schönheit deiner Umgebung. Das warme Licht umhüllt dich, und du erkennst langsam, dass es ein Ort in deinem Inneren ist, der für das Wesentliche steht.

Du gehst zu einem verzierten Spiegel in der Mitte des Raums und bleibst vor ihm stehen. Ohne Druck, Erwartung oder Wunschdenken stehst du vor dem Spiegel und wartest, dass sich ein Bild oder eine Botschaft zeigt. Was immer kommen wird, du vertraust darauf und lässt es in dein Wesen einsinken.

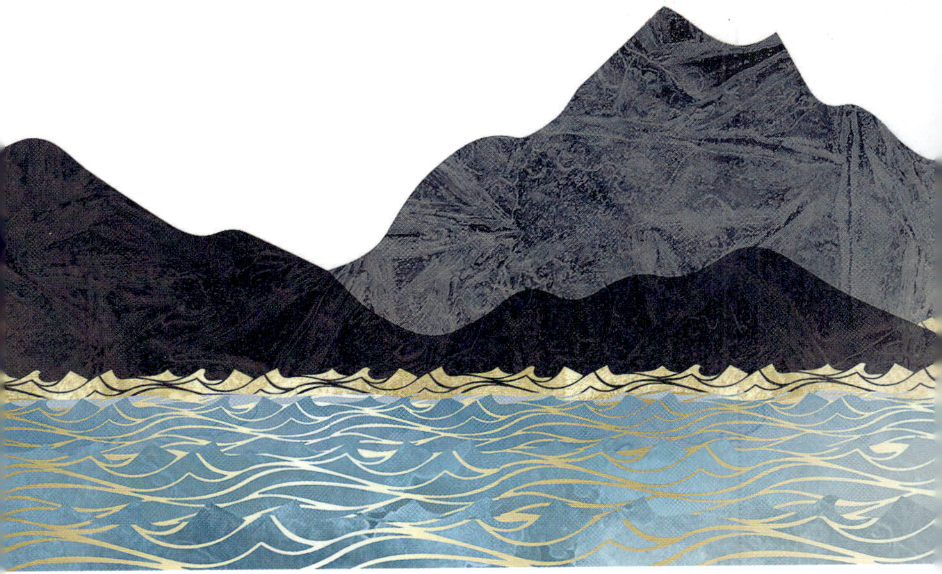

Du bist umgeben von Frieden und Ruhe. Du weißt, dass du jederzeit an diesen Ort zurückkehren kannst.

Hier bist du zu Hause. Bleibe so lange, wie du möchtest.

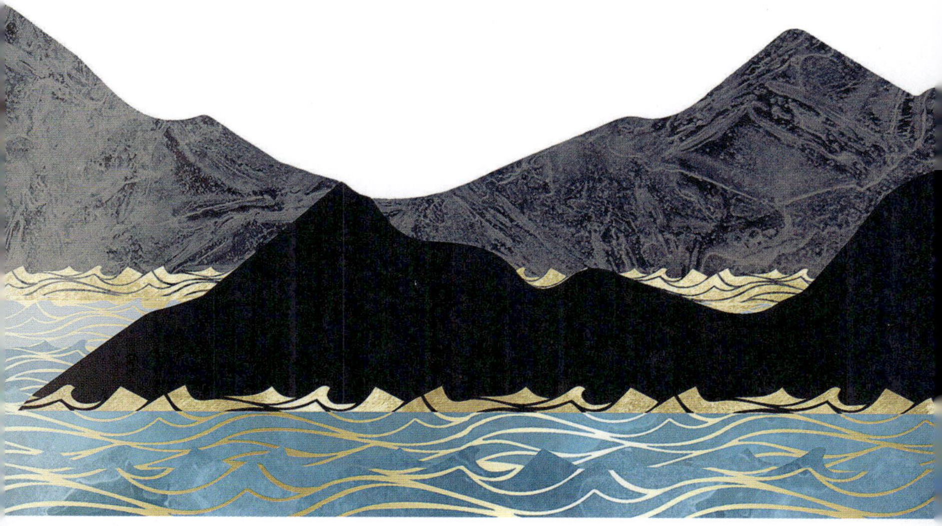

Du bist okay,
es ist okay

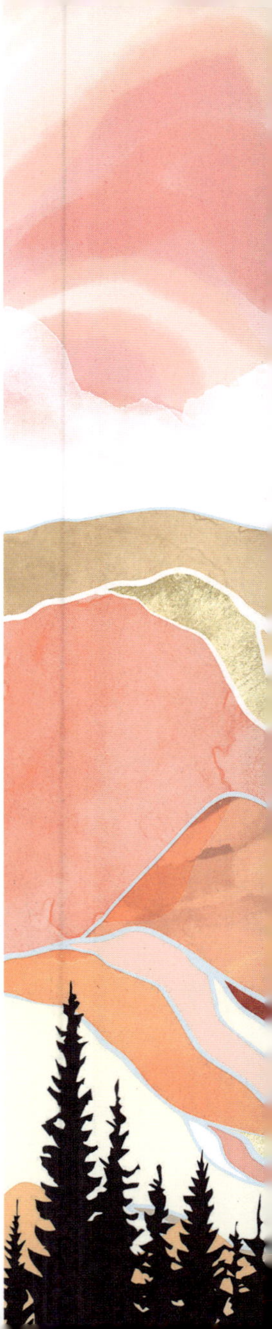

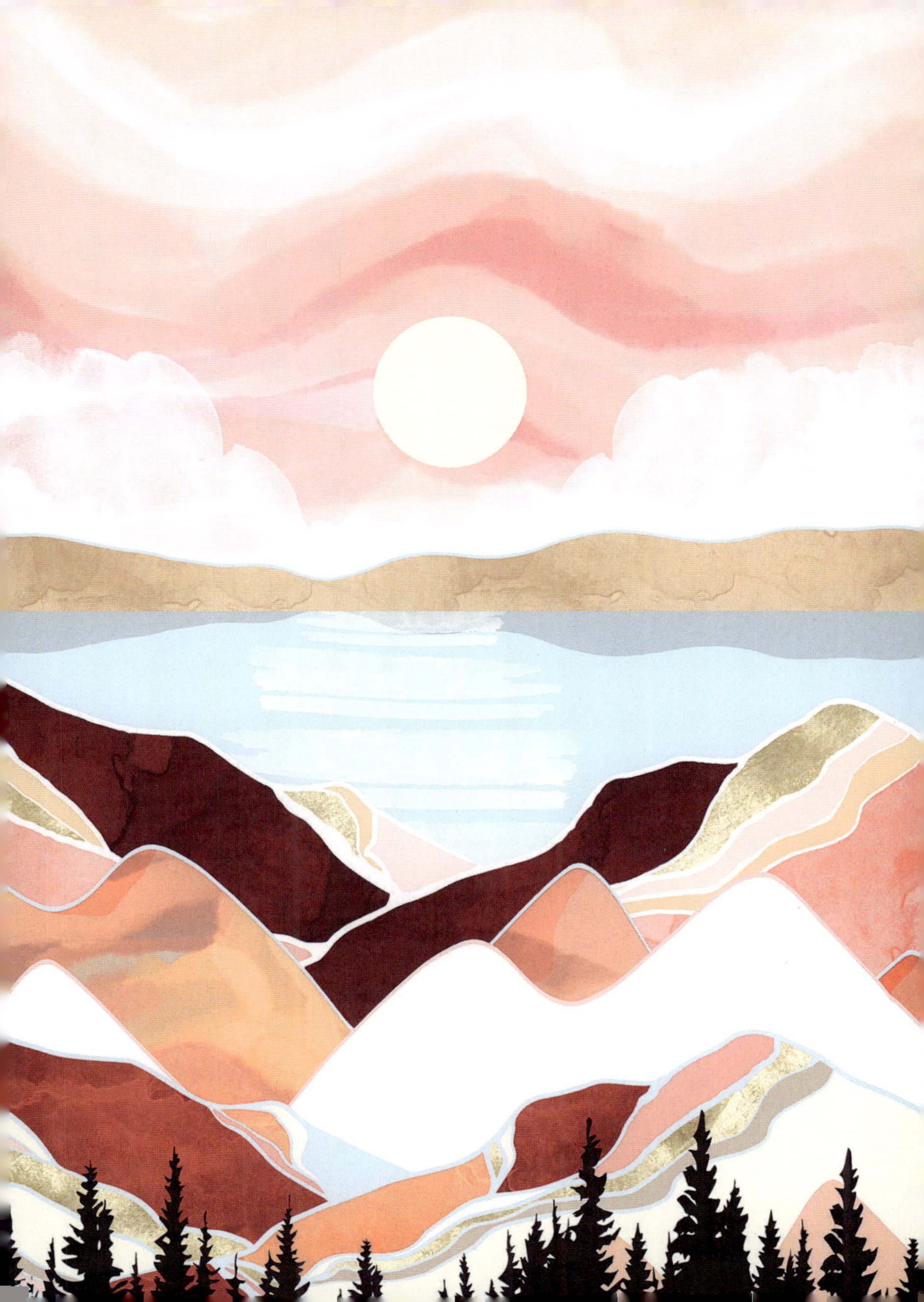

* **Ätherisches Öl:** Mische 1–3 Tropfen Manukaöl mit etwas Trägeröl und tupfe es auf deine Krone des Kopfes (Scheitel).

* **Ritual:** Dieses Ritual wird *nach* der Meditation ausgeführt. Wenn du am Abend ins Bett gehst, nimm dir fest vor zu träumen und dich an deine Träume zu erinnern. Lege ein Notizbuch und einen Stift ans Bett, um deine Erinnerungen gleich nach dem Aufwachen festhalten zu können. Was bedeutet dein Traum für dich?

*Setz dich an einen Platz, an dem du ungestört bist. Dämpfe das Licht. Nimm eine für dich bequeme Sitzhaltung ein und atme tief ein. Lass dich beim Ausatmen noch weiter in deinen Körper sinken.

Stell dir den Nachthimmel vor. Schau seine tiefe Dunkelheit an und hole sie näher zu dir heran.

Wenn du den Nachthimmel näher heranholst, siehst du die Sterne. Du holst Himmel und Sterne immer näher zu dir, bis du eins mit ihnen wirst.

Du reist durch die Weite des Weltraums. Du siehst Galaxien, die vor unvorstellbar langer Zeit entstanden sind. Wie alt sie sind, kann der menschliche Geist nicht erfassen. Du staunst, dass du hier einen Platz hast, dass du Teil dieses Universums bist, das über die Grenzen deiner Vorstellungskraft hinausreicht und trotzdem existiert.

Atme tief ein. Du weißt, dass du hier nichts zu befürchten hast.

Du bist okay, und es ist okay.

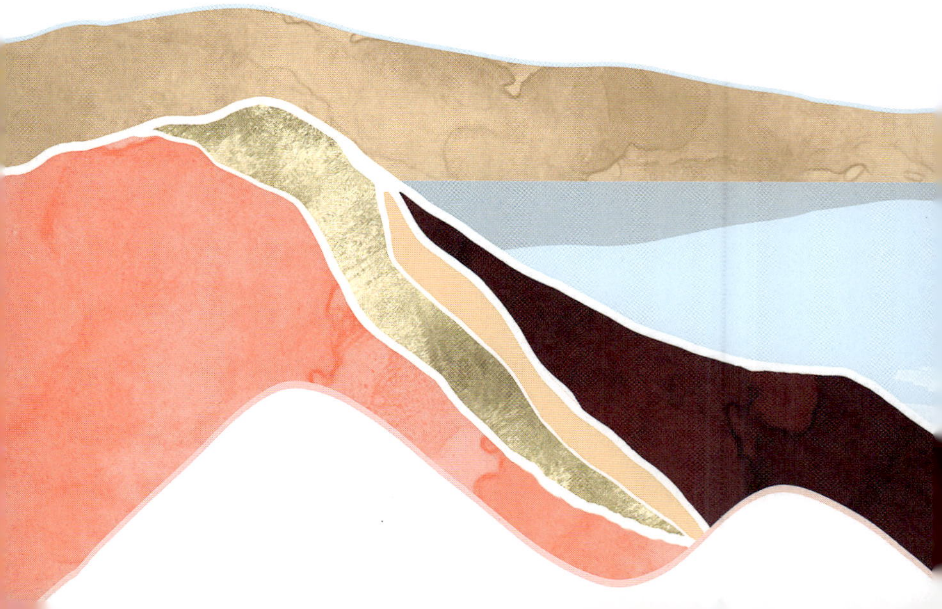

Du erkennst, dass in diesem Universum alles seinen Platz hat und dass du ein Teil davon bist. Du schwebst durch die Weite des Universums, wo Zeit keine Rolle spielt, und denkst über deine Plackereien auf der Erde nach. Du erinnerst dich an eine Situation, die besonders schwierig war. Aber aus dieser Position kannst du den Kampf mit neuem, liebevollem Blick sehen. Von hier aus stellt sich der Konflikt völlig anders dar.

Du erkennst, dass du deine Bemühungen um Lösungen und Anerkennung einstellen kannst. Es ist tatsächlich so einfach.

Du bist okay, und es ist okay.

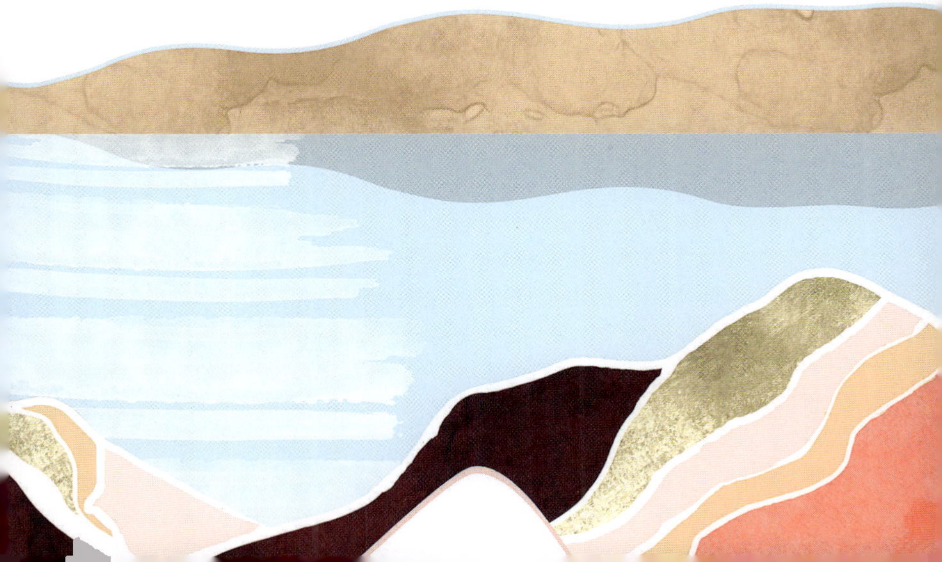

Beim Schweben durch das Universum nimmst du Verbindung zu einem Ort auf, der sich wie ein Zuhause in deinem Inneren anfühlt. Ein sicherer Ort, an den du bei Bedarf jederzeit gelangen kannst. In diesem inneren Zuhause kannst du in Kontakt mit dir selbst treten und dabei in Kontakt mit dem ganzen Universum bleiben. Du erkennst: Du bist das Universum, und das Universum ist in dir.

Bei dieser Erkenntnis heben sich deine Mundwinkel, du lächelst. Spüre, wie das Lächeln in dein Herz und bis tief in deinen Bauch ausstrahlt. Weite das Lächeln über dich selbst hinaus aus, bis ins Universum. Dann kehre ins Hier und Jetzt zurück und spüre die Dankbarkeit für das Leben, an dem du teilhaben darfst.

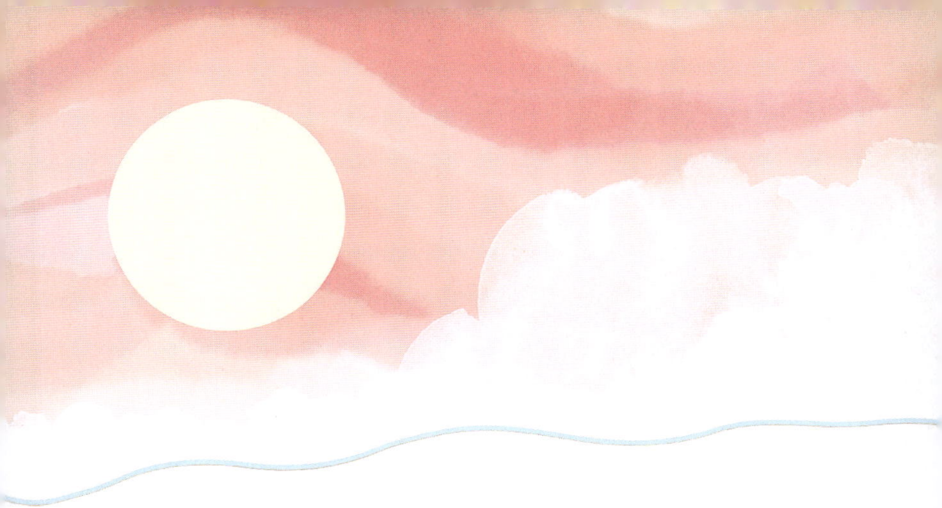

Atme tief ein und lege die rechte Hand auf dein Herz. Lass die Dankbarkeit in dein Herz fließen. Lass die rechte Hand auf dem Herzen liegen und lege nun die linke Hand auf den Bauch. Spüre, wie die Dankbarkeit dein ganzes Wesen erfüllt.

Es gibt so vieles, für das man dankbar sein kann: den Atem in diesem Moment, diesen Tag in diesem Leben, diesen Körper, so wie er ist, die Menschen, die du liebst und die dich lieben, dieses Zuhause, ein warmer und sicherer Ort zum Leben, die Fülle der Nahrung und die Verfügbarkeit von Wasser, die Tiere und die Natur, die dich bedingungslos unterstützen.

Schützende Energie

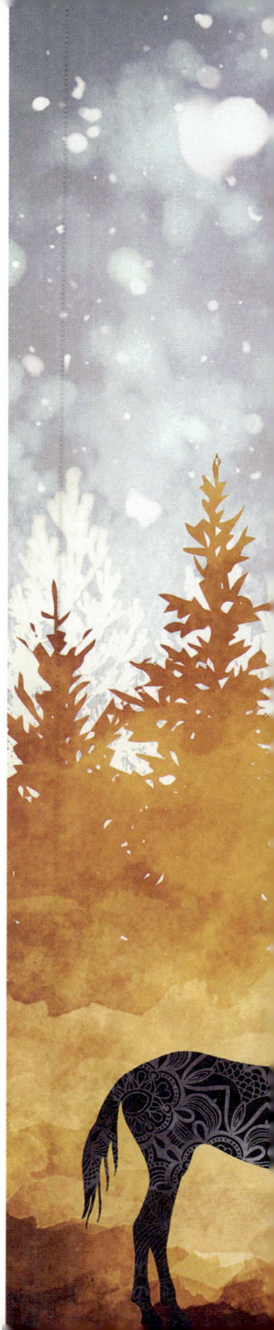

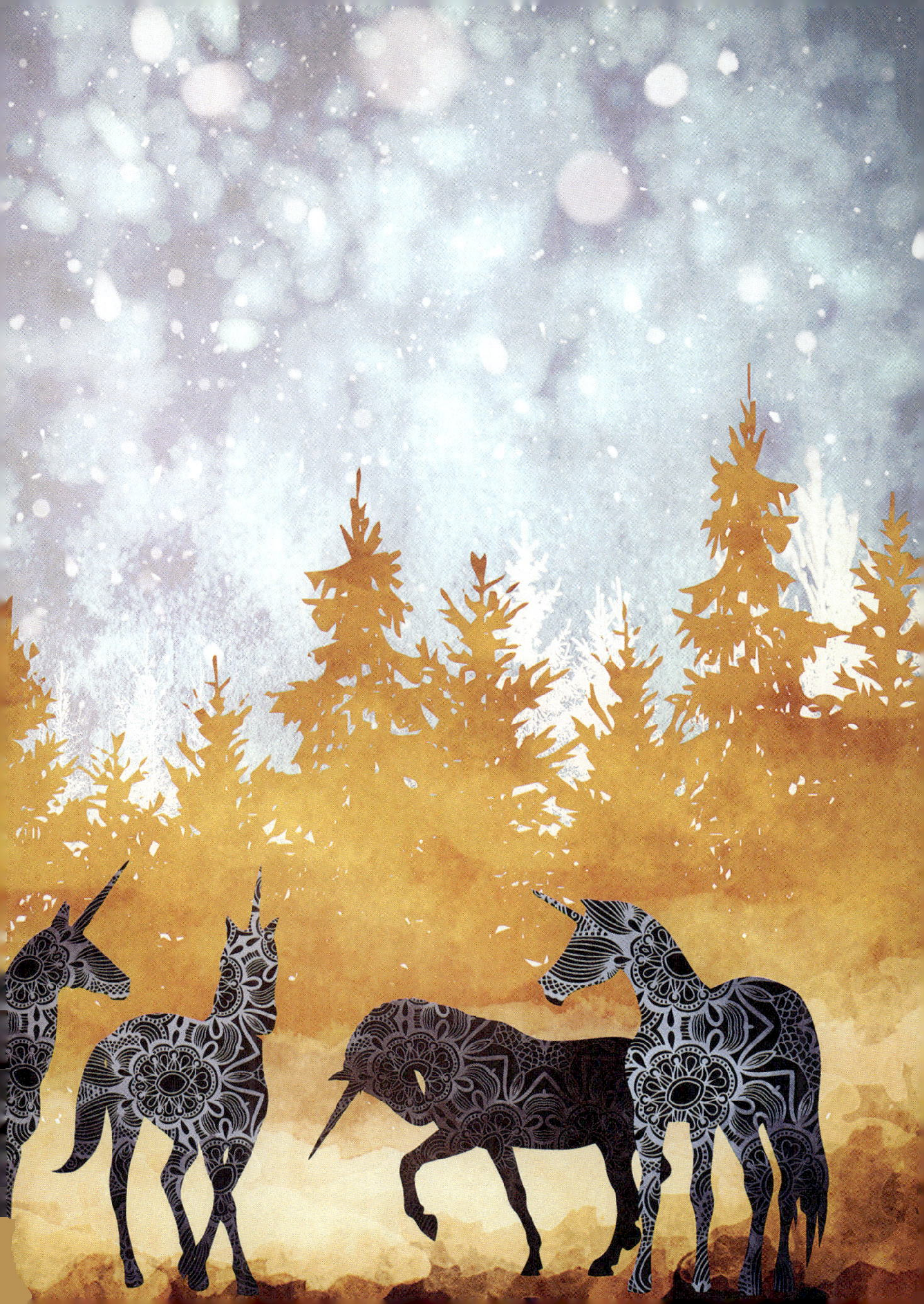

✲ Ätherisches Öl: **Um deine Wirbelsäule zu stärken, mische 1–3 Tropfen Birkenöl mit einem Trägeröl und trage es entlang der Wirbelsäule oder auf den unteren Rücken auf.**

✲ Ritual: **Jeden Tag sind wir Energien ausgesetzt, die nicht unsere eigenen sind. Andere Menschen, Werbung, Wetter, Musik, Fernsehen, Medien, WLAN und mehr strahlen Energien aus, die wir nicht sehen, wohl aber wahrnehmen. Manchmal können diese Energien unsere eigene Energie aus dem Gleichgewicht bringen, ohne dass wir es bemerken. Darum fühlen wir uns oft besser, wenn wir der Stadt den Rücken kehren und ans Meer fahren, dessen Energie uns beruhigt. Die meisten Menschen können nicht täglich ans Meer, aber sie könnten sich den Schutzkristall Shungit anschaffen und als Anhänger oder Armband tragen.**

*Diese Meditation hilft, die negative Energie des zurückliegenden Tages zu neutralisieren. Sie wird am besten in einer bequemen liegenden Haltung ausgeführt. Von der Erde unter dir wirst du vollkommen getragen.

Du bist sicher und geerdet.

Lass deinen Atem zur Ruhe kommen.

Stell dir einen Lichtpunkt vor, der 3 Zentimeter vor deiner Nase schwebt. Lass den Punkt über dein Kinn und deinen Hals gleiten. Der Abstand bleibt gleich.

Dann gleitet das Licht vor deiner Brust von rechts nach links und verweilt einen Moment über deinem Herzen, damit dieser Bereich besonders gut geschützt wird.

Lass das Licht über deinem linken Arm abwärtsgleiten, über den Handrücken, dann über die Handfläche und auf der Innenseite des Arms aufwärts bis zur Achsel.

Das Licht gleitet wieder über die Brust zur rechten Armkugel, weiter am rechten Arm abwärts, über den Handrücken, dann über die Handfläche und auf der Innenseite des Arms aufwärts bis zur Achsel.

Nun breitet sich das Licht über deinen ganzen Oberkörper aus, dann über deine Hüften und die Vorderseiten deiner Oberschenkel hinab. Es setzt sich fort über die Unterschenkel bis zu den Füßen.

Lass das Licht über deine Füße hinaus bis in die Erde unter dir gleiten. Tief und immer tiefer bis zum Mittelpunkt der Erde.

Ziehe dann die Energie der Erde direkt aus ihrem Kern aufwärts, höher und höher. Spüre, wie sie deine Rückseite entlangwandert, über deine Fersen, deine Waden bis zu den Hüften und zum unteren Rücken.

Die Energie bewegt sich an deiner Wirbelsäule aufwärts und hält am Hals kurz inne, damit dieser Bereich besonders gut geschützt ist.

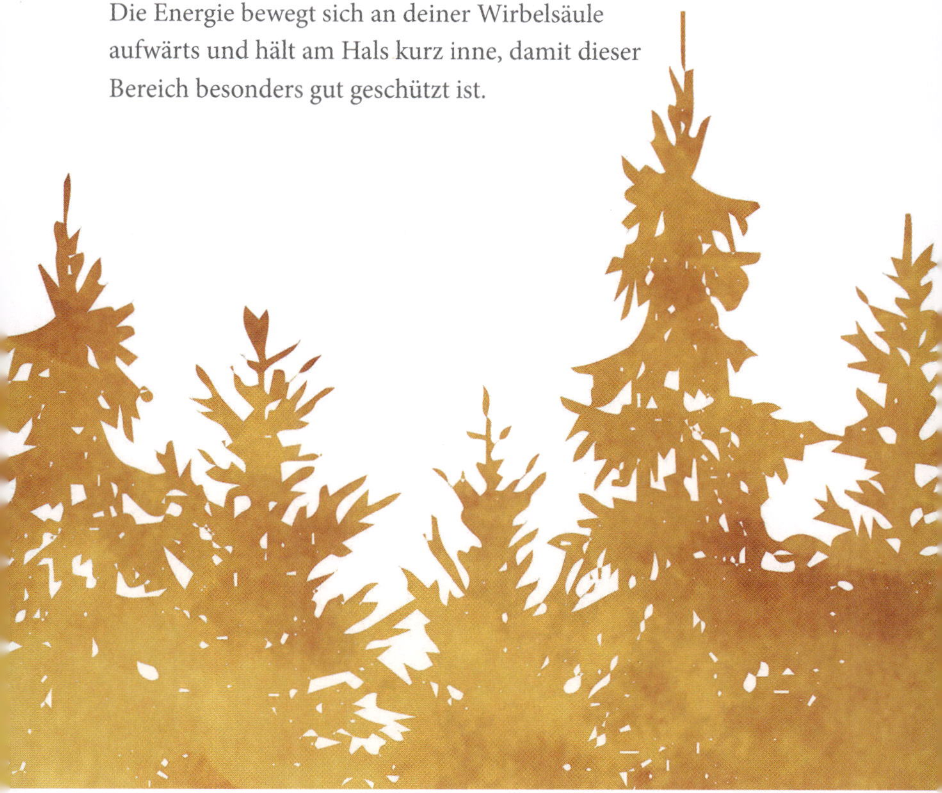

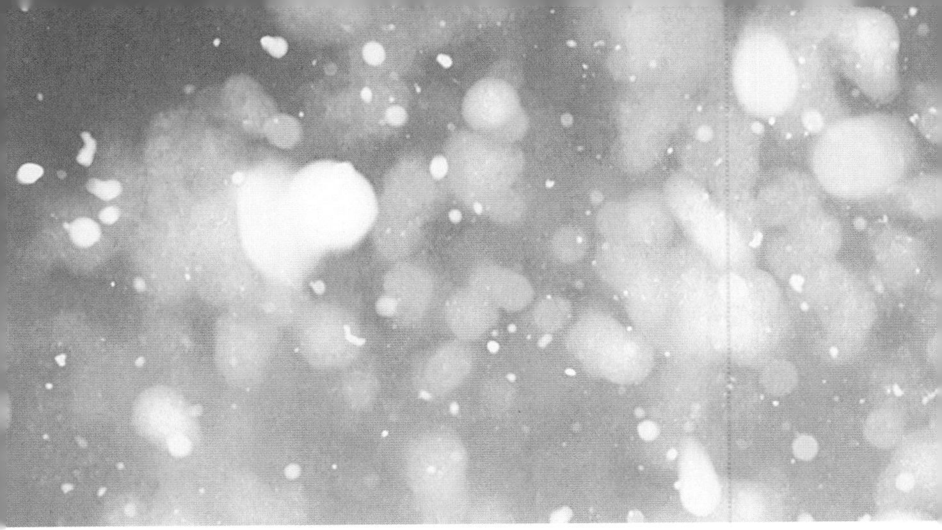

Lass die Energie über deinen Hinterkopf gleiten und am Oberkopf kurz innehalten. Sende die Erdenergie hoch zum Himmel.

Goldenes Licht regnet vom Himmel herab. Das schützende goldene Licht erfüllt alle Zellen deines Körpers.

Spüre, wie das Licht wie eine goldene Flüssigkeit durch deine Körpermitte und weiter bis zu deinen Füßen strömt.

Das goldene Licht dringt in die Erde ein und speist ihren starken Energiekern, der viele Milliarden Jahre alt ist.

Die majestätische Kraft durchströmt deinen ganzen Körper und kommt in deinem Dritten Auge zur Ruhe.

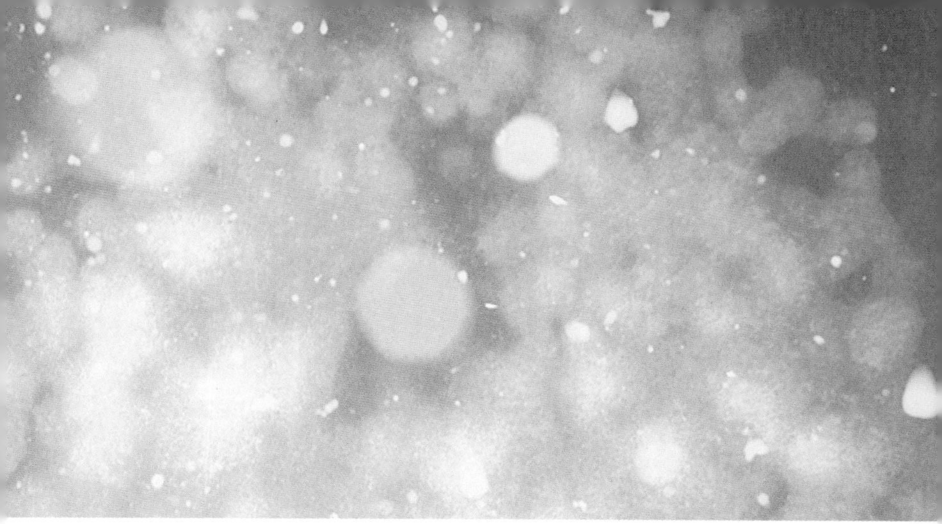

Du weißt, dass du jetzt gut geschützt bist und über alle Ressourcen verfügst, die du brauchst.

Die Energie liegt wie ein Helm auf deinem Kopf. Stell dir eine psychische Belastung vor: Sie prallt von diesem Schutzschild einfach ab.

Stell dir etwas stärkere Bedrohungen vor. Auch sie prallen ab, ohne dein Schutzschild zu beschädigen.

Stell dir als letzte Schutzmaßnahme vier schwarze Einhörner vor.

Beschwöre ihre Erscheinung herauf. Du siehst, dass jedes Einhorn tiefschwarz ist. Das Fell auf dem muskulösen Körper glänzt wie Seide. Die dunklen Augen funkeln entschlossen und das Horn ist messerscharf. Aber du weißt, dass diese Einhörner zu deinem Schutz da sind, nicht um Freundschaft mit dir zu schließen.

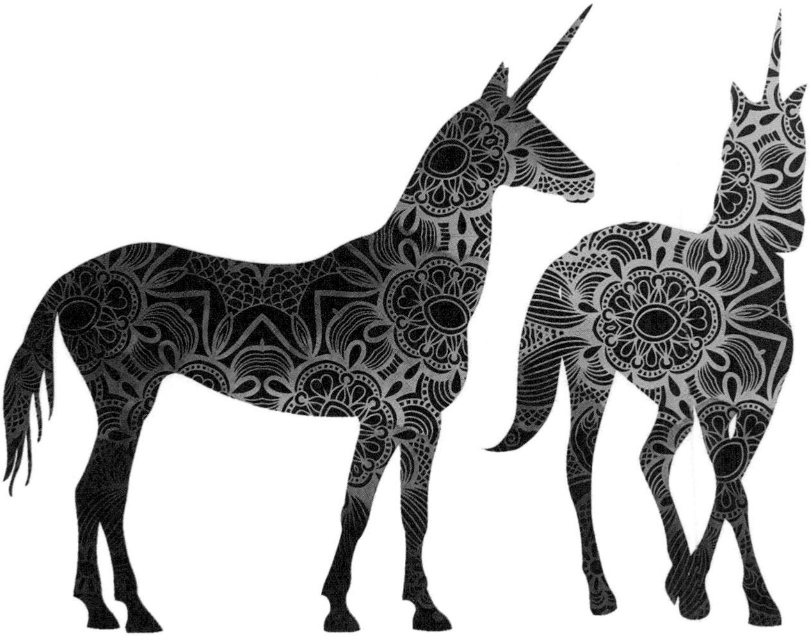

Es sind wunderbare, magische Geschöpfe und sie beschützen dich.

Stelle ein Einhorn vor dich. Es schaut nach vorn. Stelle ein Einhorn rechts neben dich, es schaut nach rechts. Stelle das dritte Einhorn links neben dich, es schaut nach links. Das letzte Einhorn stellst du hinter dich, es schaut nach hinten.

Du bist nun von den Einhörnern umgeben und spürst ihre enorme schützende Kraft. Du weißt, dass du gesegnet bist und dass die Einhörner immer da sein werden, wenn du sie brauchst. Du fühlst dich bereit für den friedvollen Schlaf und gleitest hinüber.

Finde deinen Weg

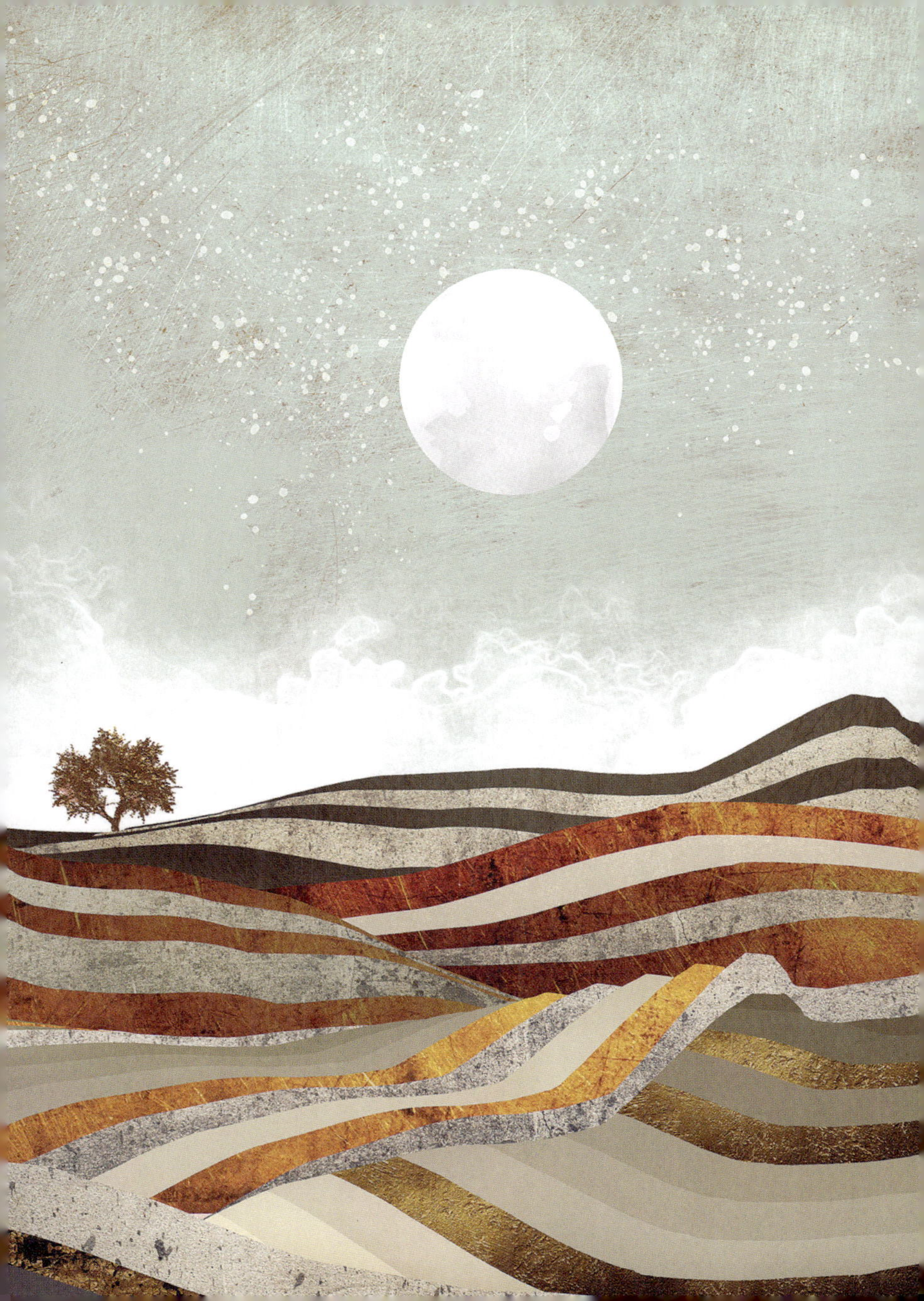

* Ätherisches Öl: **Gib für diese Meditation etwas Ingweröl in einen Diffusor. Das Öl wirkt stark anregend, darum genügen 1–2 Tropfen.**

* Ritual: **Schalte alle elektronischen Geräte aus und richte den Raum so her, dass du dich völlig entspannt und behaglich fühlst. Zieh lockere Kleidung an, auch Socken, um die Füße warm zu halten. Lege dir eine Wolldecke bereit. Schließe die Vorhänge und dämpfe das Licht. Wenn du möchtest, kannst du Kerzen anzünden.**

Du sitzt entspannt. Schreibe auf eine neue Seite deines Tagebuchs eine Liste von Dingen, für die du gern Verantwortung übernimmst. Beginne mit kleinen Dingen und arbeite dich zu größeren vor. Sei gründlich. Schreibe dann eine Liste von Dingen, für die du ungern Verantwortung übernimmst. Sei gütig mit dir, aber auch ehrlich. Wenn du fertig bist, lege das Buch zur Seite. Mehr ist im Moment nicht nötig. Das hast du gut gemacht.

* Diese Meditation soll dir helfen, deinen Weg zu finden, wenn du dich orientierungslos fühlst oder dein Ziel aus den Augen verloren hast. Du musst jetzt nichts tun. Setze oder lege dich nur bequem hin und entspanne dich.

Atme tief durch die Nase ein. Halte die Luft einen kurzen Moment an, dann atme vollständig aus. Atme noch einmal tief durch die Nase ein. Halte die Luft einen kurzen Moment an, dann atme vollständig aus. Atme ein drittes Mal tief durch die Nase ein. Halte die Luft einen kurzen Moment an, dann atme vollständig aus.

Bei der folgenden Visualisierung wird dich ein Führer schützen. Es kann ein Freund sein, der oder die Liebste, ein Tier, ein Engel oder ein geistiger Führer. Lade deinen Führer zu dir ein. Du weißt, dass er immer für dich da ist, dich unterstützt und beschützt.

Stell dir vor, du bist von einem schützenden weißen Licht umgeben. Mit jedem Einatmen lass mehr von diesem Licht in dich einströmen.

Stell dir vor, dass du das Licht durch deine Fußsohlen einatmest. Atme aus. Atme nun das Licht in deine Knie ein. Ausatmen. Atme das Licht in deine Hüften ein. Ausatmen. Atme das Licht in deinen Bauch ein. Ausatmen.

Atme das Licht in deine Brust ein. Ausatmen. Atme das Licht in dein Herz ein. Ausatmen. Atme das Licht in deinen Hals ein. Ausatmen. Atme das Licht in deinen Geist ein. Ausatmen. Atme das Licht in deine Scheitelkrone ein. Ausatmen. Atme das Licht in deinen Nacken ein. Ausatmen. Atme das Licht in deine Wirbelsäule ein. Ausatmen. Atme das Licht in deinen unteren Rücken ein. Ausatmen. Atme das Licht in deine Handflächen ein. Ausatmen. Atme das Licht in deine Beine ein. Ausatmen. Atme das Licht in deine Fußsohlen ein. Ausatmen.

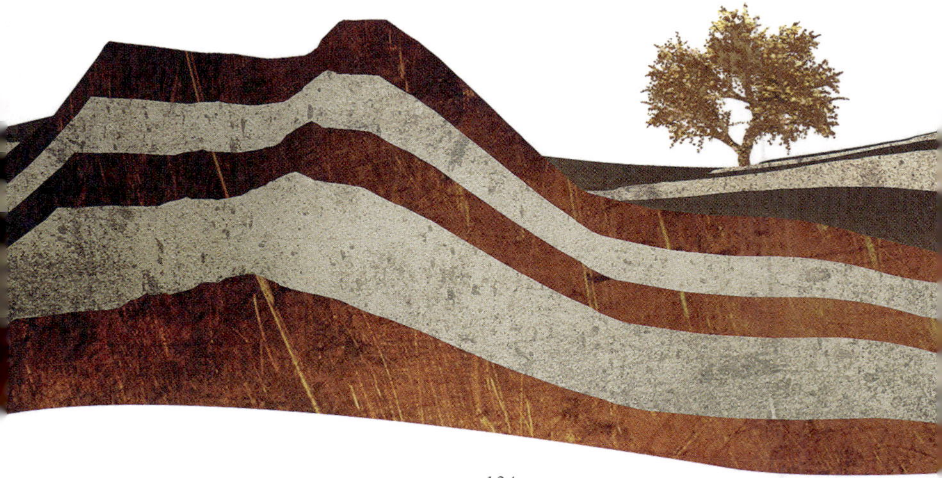

Atme das schützende weiße Licht weiter über deine Fußsohlen und Handflächen ein. Lass es schimmern und pulsieren. Sende es in alle Teile, in denen du es brauchst. Spüre die sanft schwingenden Wellen des Lichts, wenn es durch deinen Körper strömt. Halte einen Moment inne. Wenn du bereit bist, lege die Handflächen zusammen, die Daumen berühren die Stirn zwischen den Augenbrauen. Danke deinem Führer, dass er oder sie immer bei dir ist.

Jetzt bist du vollständig entspannt und kannst deine Reise beginnen. Die Reise beginnt auf einem Weg am Rand eines schönen Bambushains am Fuß uralter Berge.

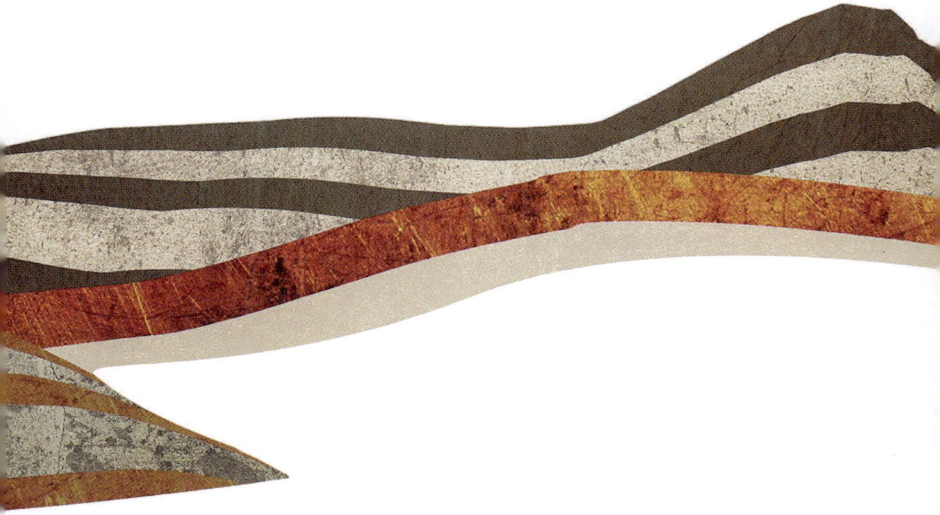

Wind streicht durch die sich wiegenden Bambushalme, und sein Rauschen lädt dich ein, den Hain zu betreten. Der Bambus wächst hoch und dicht, aber der Weg ist frei. Du trittst ein.

Lichtstrahlen fallen zwischen die Pflanzen, tanzen zwischen den Blättern und heißen dich im Wald willkommen.

Du gehst tiefer in den Wald. Hier weht kein Wind, es ist vollkommen still. Du bleibst einen Moment in der Stille stehen. Du spürst die pulsierende Lebenskraft des Waldes, der seine heilende, lebensspendende Energie auf dich überträgt. In diesem Moment weißt du, dass du eins mit dem Wald bist. Du spürst einen tiefen Frieden.

Beim Weitergehen hörst du fließendes Wasser. Du weißt, dass das Wasser dich leitet, und gehst in die Richtung des Geräuschs. Beim Gehen spürst du den Teppich aus Bambusblättern unter deinen Füßen. Du genießt die Verbundenheit mit der Erde und das sanfte Plätschern des Wassers, das dich ruft.

Zwischen dunkelgrünem Bambus siehst du türkisfarbene Flecken, dann wird ein kleiner Bach mit klarem Bergwasser sichtbar. Du folgst seinem Lauf, bis du an eine Lichtung kommst. Dort sprudelt das Wasser über einen kleinen felsigen Abhang in einen smaragdgrünen Teich mit Lotusblumen. Du beobachtest Wassertropfen, die beim Hinabfallen in den Teich wie Kristalle in der Luft glitzern. Das Wasser kommt zur Ruhe und fließt dann am anderen Ende aus dem Teich heraus, um seinen Weg fortzusetzen.

Der Teich ist einladend. Am Ufer liegen Felsbrocken, auf denen du sitzen kannst. Sie sind warm von der Sonne und mit samtig weichem Moos bewachsen. Du gehst zum größten Felsen und setzt dich. Es ist, als wäre dieser Felsen nur für dich als Sitz gemacht. Das Moos bildet ein Kissen, und der Felsen stützt und hält deinen Körper. Von hier kannst du die rosa-weißen Lotusblüten im Wasser gut sehen. Ihre Wurzeln finden Halt in der schlammigen Tiefe. Die Blumen wissen, dass dies ihr Platz ist.

Du bleibst einige Minuten still sitzen, hörst den Geräuschen des Wassers zu und beobachtest irisierende Libellen, die über die Blüten huschen. Dein Herz ist voller Freude.

Du spürst die Gegenwart eines anderen Wesens und siehst einen stolzen blauen Reiher am anderen Teichufer. Er schaut dich direkt an, und du bist hingerissen von der Schönheit und Präsenz dieses herrlichen Vogels. Du spürst, dass der Reiher mit dir Kontakt aufnehmen möchte. Er ist ein Bote. Du wirst etwas über die Richtung deines Lebens erfahren.

Du wirst erfahren, was du wissen musst. Du erkennst die Bedeutung dieses Moments, öffnest dein Herz und bist bereit, die für dich bestimmte Weisheit zu empfangen.

Die Botschaft des Reihers überbrückt den Raum zwischen euch, und du nimmst sie aus ganzem Herzen an. Du fühlst dich geehrt, dass du von einem so bedeutungsvollen Botschafter besucht wurdest, und drückst deine Dankbarkeit wortlos aus, indem du den Reiher direkt anschaust. Der Vogel verlagert sein Gewicht auf seinem Felsen, breitet die Flügel aus und fliegt durch den Wald davon – so leise, wie er gekommen ist.

Du verweilst noch einen Moment und lässt die Botschaft, die der Reiher dir übermittelt hat, tiefer einsinken.

Wenn du bereit bist, stehe von deinem bemoosten Felsen auf, kehre zum Pfad zurück und gehe zielstrebig weiter. Du weißt jetzt, dass du die Kraft hast, dein Schicksal selbst zu lenken. Du gehst zurück zu der Stelle, an der du den Wald betreten hast.

Abschlussritual: **Nimm dir nach der Meditation etwas Zeit, um die empfangene Botschaft in dein Tagebuch zu schreiben. Schau dir dann deine Listen an und überlege, in welcher Beziehung die Botschaft zu deinen Listen steht. Notiere deine Beobachtungen und Erkenntnisse, bevor du ins Bett gehst. Lass dich von deinen Träumen weiterhin führen.**

Deine Führer

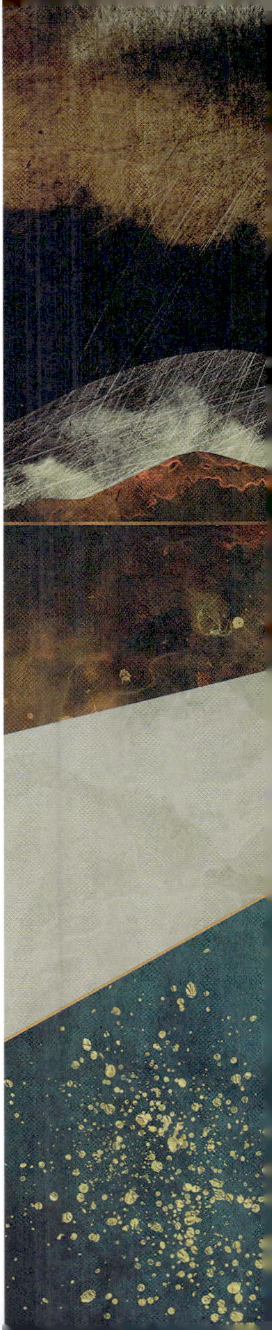

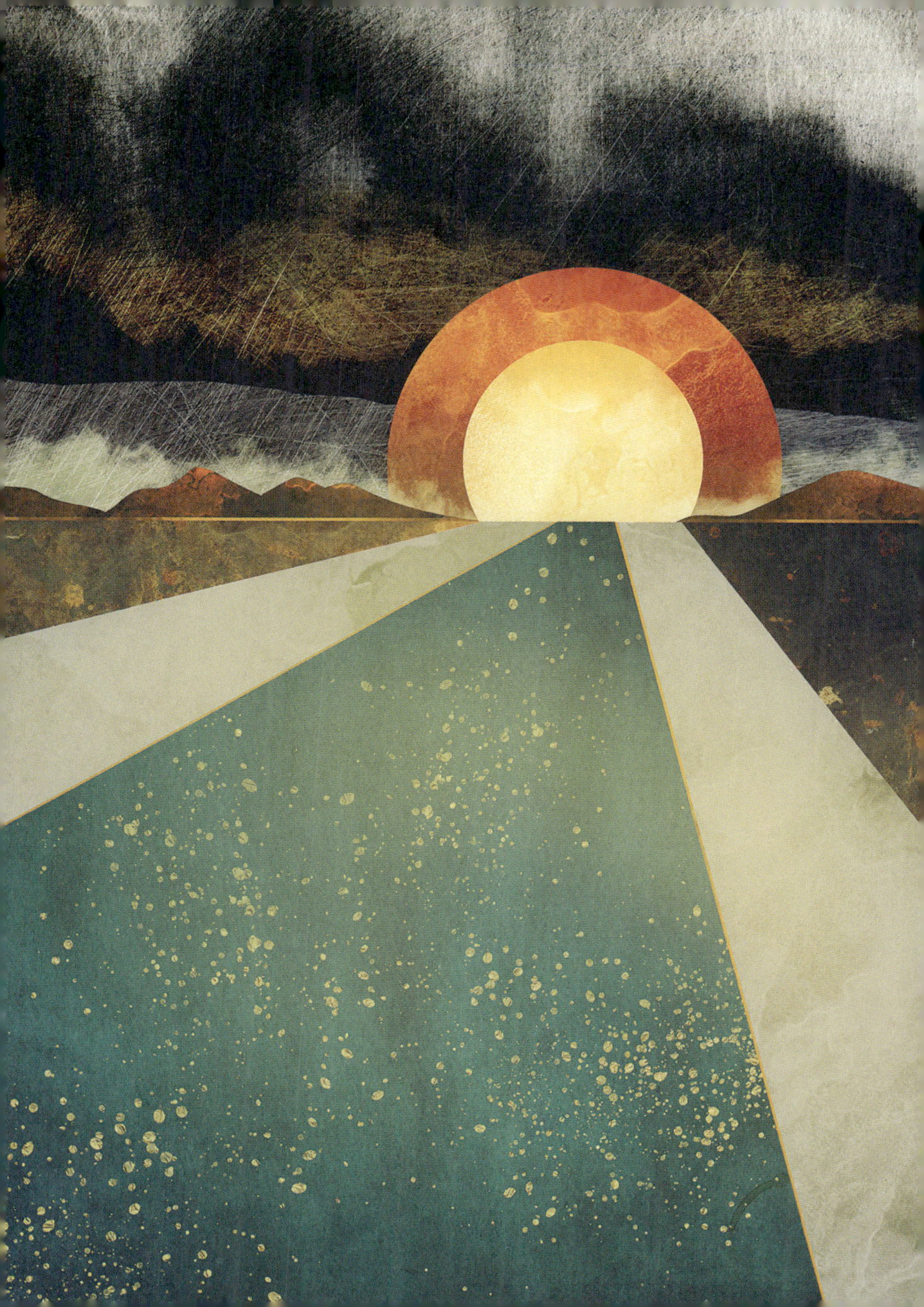

* **Ätherisches Öl:** Gib 10–12 Tropfen Wacholderbeeröl in eine kleine Sprühflasche mit Wasser. Gut schütteln. Vor der Meditation und vor dem Schlafengehen im Raum versprühen.

* **Ritual:** Baue einen einfachen Altar auf. Ein Altar ist eine ganz persönliche Sache, es kann beispielsweise ein Stein vom Strand sein oder eine Sammlung von Dingen, die dir wichtig sind, etwa ein Foto, eine Kerze und einige Kristalle. Nimm gern etwas Frisches aus der Natur dazu, vielleicht eine Blume oder Blätter der Saison.

  Entscheide selbst, wie du den Altar benutzt. Wenn du aus dem Haus gehst, könntest du den Stein berühren und eine Affirmation oder ein Mantra sprechen. Du kannst auch morgens einige Minuten vor dem Altar sitzen und eine Absicht für den Tag formulieren.

* Setze dich vor deinen Altar oder nimm einen Gegenstand, der dir wichtig ist und zu dem du eine besondere Beziehung hast, in deine rechte Hand.

Lege deine rechte Hand in die hohle linke Hand. Entspanne Schultern und Arme. Senke den Blick oder schließe die Augen und richte deine Aufmerksamkeit auf den Bereich deines Herzens. Wenn es dir hilft, atme nun tief durch, um Verbindung zu deinem Herzen aufzunehmen.

Wenn dein Geist unruhig ist, lass es geschehen. Er ist zum Denken geschaffen. Wenn deine Gedanken dich ablenken, konzentriere dich einfach wieder auf deine Atmung. Achte auf den gleichmäßigen Rhythmus des Ein- und Ausatmens. Auf deine Atmung kannst du immer und überall zurückgreifen.

Lass beim nächsten Einatmen deine Aufmerksamkeit vom Herzen zum Dritten Auge wandern, dem Chakra zwischen den Augenbrauen. Atme dreimal bewusst: durch das rechte Nasenloch ein, hinauf zum Dritten Auge und durch das linke Nasenloch wieder aus. Vielleicht fragst du dich, wie der Atem diesen Weg nehmen kann. Lenke ihn einfach mit deinem Geist und beobachte, wie er durch das rechte Nasenloch hinein- und durch das linke hinausströmt.

Lass beim nächsten Einatmen deine Aufmerksamkeit vom Dritten Auge zum Kronenchakra ganz oben auf deinen Kopf wandern. Atme dreimal bewusst durch die Nase ein, bis hinauf zum Kronenchakra.

Atme regelmäßig weiter und konzentriere dich auf dein Kronenchakra.

Stell dir vor, ein goldener Lichtstrahl geht von deinem Kronenchakra aus und verbindet dich mit dem Himmel.

Der Strahl dehnt sich aus und wird immer breiter, bis du durch ihn reisen kannst. Du bist ganz von dem wunderbaren goldenen Licht umgeben.

Du reist durch den goldenen Lichttunnel, bis es an der Zeit ist, hinauszutreten. Du gehst sicher durch den Lichtstrahl und schreitest hinaus, in eine andere Dimension. Du weißt, dass der Lichtstrahl dich zurückführen wird, wenn die Zeit dazu gekommen ist.

Vor dir steht eine Gruppe weiser alter Menschen. Manche kennst du, andere sind dir fremd. Unter ihnen sind Weise und Schamanen, Engel und Krieger, Tiere und Freunde, die du schon lange aus den Augen verloren hast. Alle sind deinetwegen gekommen. Sie schauen dich mit verständnisvollem Blick an. Sie wissen, was du überwinden musstest, um bis hierher, bis in diesen Moment zu gelangen, denn sie waren immer bei dir.

Du gehst auf jeden einzelnen zu, nimmst mit Augen und Herz Kontakt auf und kniest nieder. Du senkst den Kopf und streckst die Hände aus. Jeder einzelne spendet dir einen Segen – in Form von Worten, einem Gegenstand, der dir übergeben, oder indem dein Kopf berührt wird, oder vielleicht auch auf andere Art. Du nimmst jeden Segen mit offenem Herzen an.

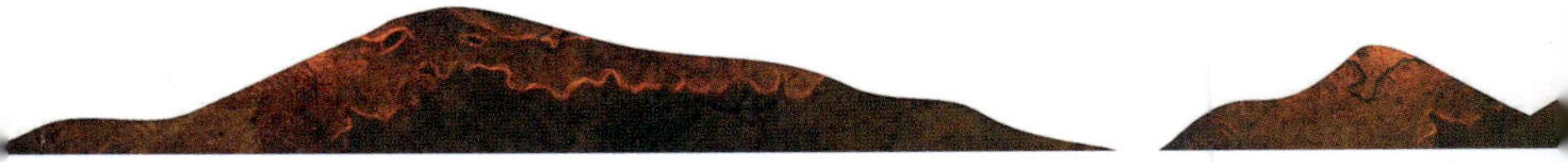

Der letzte Führer fordert dich auf, aufzustehen. Er erklärt, dass du nun, nachdem du die Segenswünsche und -gaben empfangen hast, alles bei deinen Führern zurücklassen kannst, was du mitgebracht hast, nun aber nicht mehr brauchst. Falls du es in Zukunft doch noch einmal brauchst, kannst du zurückkehren, um es zu holen. Du überlegst einen Moment, was du nicht mehr brauchst, und spürst dann, wie es deinen Körper verlässt.

Es ist Zeit, deine Führer zu verlassen. Du gehst erfüllt von ihrem Segen und in dem Wissen, dass sie immer bei dir sind.

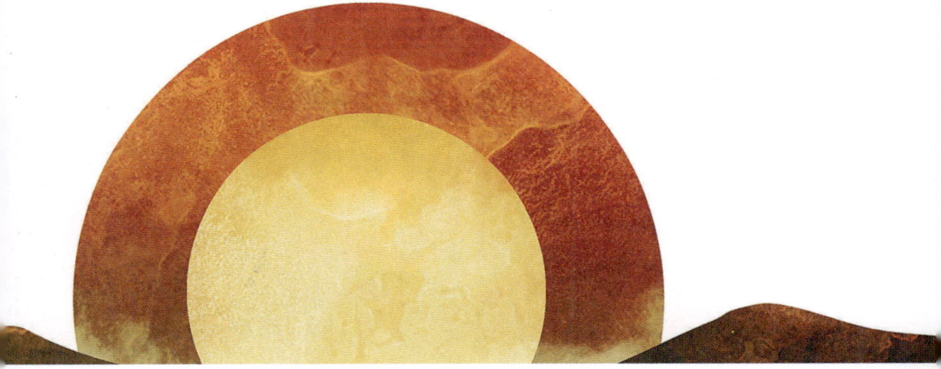

Du wendest dich wieder dem goldenen Lichttunnel zu, trittst hinein und bist erneut von dem herrlichen goldenen Schimmer umgeben.

Während du zurück in deinen irdischen Körper reist, wird der goldene Lichtstrahl langsam immer dünner. Du fängst an, den Lichtstrahl durch dein Kronenchakra in dich zu ziehen, hinab zu deinem Dritten Auge, um ihn dann in deinem Herzen zu bewahren.

Du bist ganz ruhig, fühlst dich geerdet und erfüllt von den Segenswünschen und -gaben, die du empfangen hast. Danke nun im Stillen deinen Führern, die dich unterstützen und auf dich achten.

Meereswellen

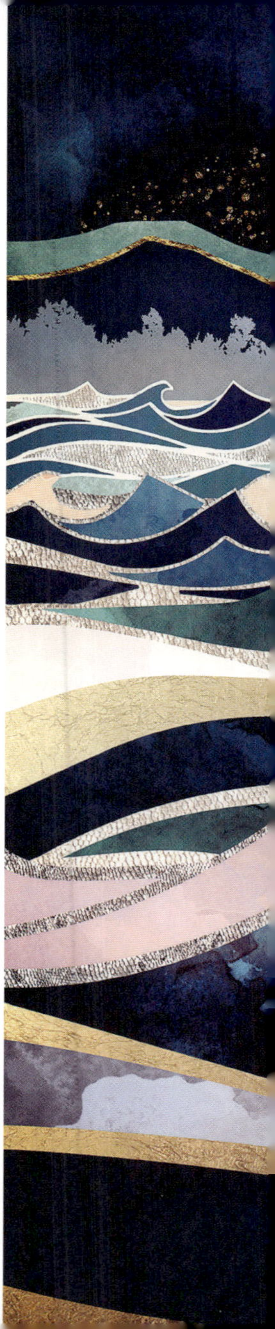

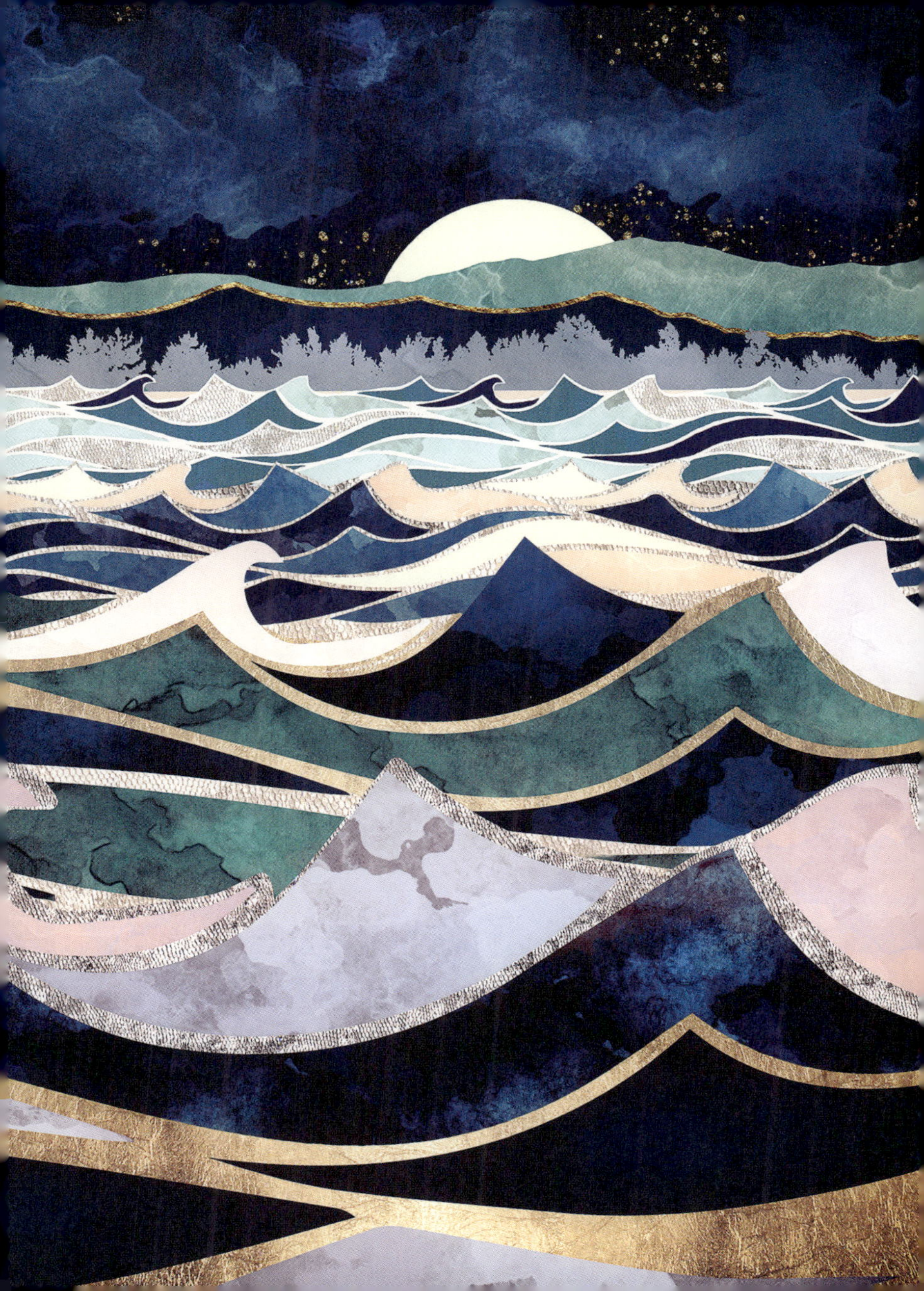

* **Ätherisches Öl:** Um Zugang zu deinen Emotionen zu finden, gib etwas Ylang-Ylang-Öl in einen Diffusor oder mische 1–3 Tropfen davon mit etwas Trägeröl und tupfe es auf den Bereich über dem Herzen.

* **Ritual:** Nimm nach der Meditation ein warmes Bad. Noch erholsamer wird es, wenn du einen Badezusatz aus 1 Tasse Epsomsalz oder grobem Meersalz und 1–2 Tropfen Ylang-Ylang-Öl im Wasser auflöst. Du kannst das Salz auch ohne ätherisches Öl verwenden. Zünde eine Kerze oder ein Räucherstäbchen an, lass dich ins Wasser gleiten und entspanne dich.

✻ Wähle einen Sitzplatz, an dem du nicht gestört wirst. Du bist bei dieser Meditation entspannt, aber wach. Dämpfe das Licht und setz dich oder leg dich bequem hin. Sorge dafür, dass du dich rundum behaglich fühlst. Atme tief durch die Nase ein und gib beim Ausatmen ein Geräusch von dir – ganz egal welches. Lass bei jedem Ausatmen alles los.

Atme ein, atme geräuschvoll aus, lass alles los. Atme noch einmal ein und geräuschvoll aus. Entspanne dich dabei und lass deinen ganzen Körper tiefer in den Boden sinken. Spüre, dass dein Körper von der Unterlage getragen wird, und lass noch etwas mehr los.

Stell dir nun deinen Lieblingsstrand vor. Höre das Rauschen der Wellen, die Richtung Strand rollen. Atme im gleichen Rhythmus mit den Wellen, die kommen und gehen, kommen und gehen. Rieche das Salz in der Luft, passe deinen Atem immer mehr den Wellen an, die kommen und gehen, kommen und gehen.

Strenge dich nicht an, um im Rhythmus der Wellen zu atmen. Lass es einfach geschehen. Wie es in der Natur geschieht, so geschieht es auch in dir.

Fühle nun deinen Körper von Kopf bis Fuß. Nimm zuerst den Kopf wahr, Augen, Kiefer und Hals. Achte auf Emotionen, die sich dabei vielleicht einstellen.

Wende dich Schultern, Brust und Herz zu. Achte wieder auf Gefühle, die hier schlummern.

Nimm jetzt Arme, Hände und Bauch und die dort angesiedelten Gefühle wahr. Weiter geht es mit Oberschenkeln, Unterschenkeln und Füßen.

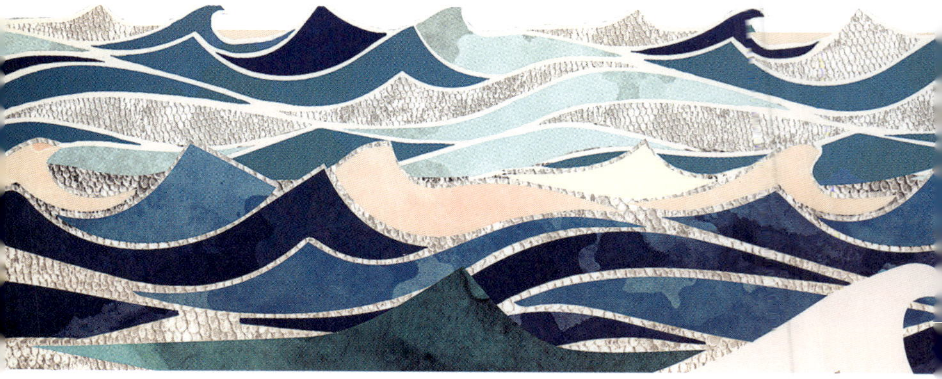

Dabei folgt dein Atem dem Rhythmus der Wellen, ihrem natürlichen Kommen und Gehen.

Wende dich jetzt Körperbereichen zu, die besondere Fürsorge benötigen. Bereiche, in denen dir beim geistigen Abtasten starke Gefühle begegnet sind. Denke nicht zu viel nach, lass dich von deinem Instinkt leiten. Du wirst wissen, wohin du deine Aufmerksamkeit lenken musst. Konzentriere dich auf den jeweiligen Körperbereich und spüre genau in ihn hinein. Was fällt dir auf? Nimmst du eine Temperatur wahr, Wärme oder Kälte? Fühlt der Bereich sich leer oder voll an? Ist er schwer oder leicht, spitz oder glatt? Oder vielleicht ganz anders?

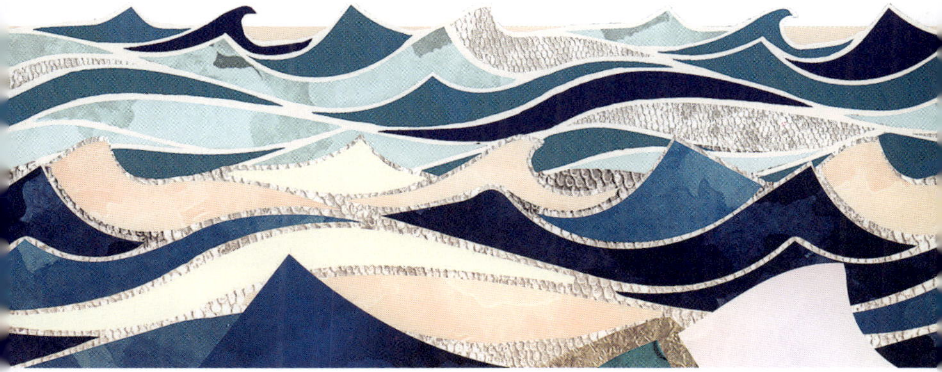

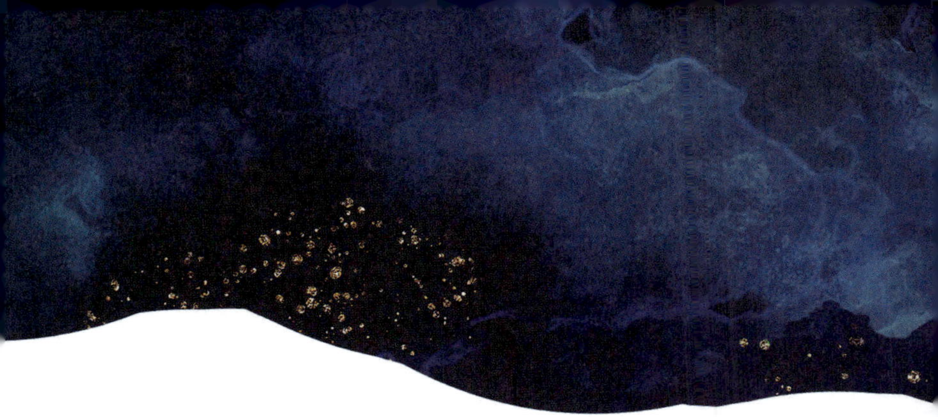

Spiele mit den Eigenschaften des Gefühls. Kannst du es ausweiten? Kannst du es intensivieren? Kannst du es abschwächen? Kannst du es mit Licht erfüllen? Kannst du beginnen, es aufzulösen? Bleibe neugierig, lass dich auf Erlebnisse ein und spiele mit dem Gefühl, bis du bereit bist, es wieder dem Meer zurückzugeben. Lass es los und atme wieder im Rhythmus der Wellen, die kommen und gehen.

Während du atmest, spüre den leichten Wind auf deiner Haut und das Sonnenlicht, das dein Gesicht wärmt. Du weißt, dass alles gut ist.

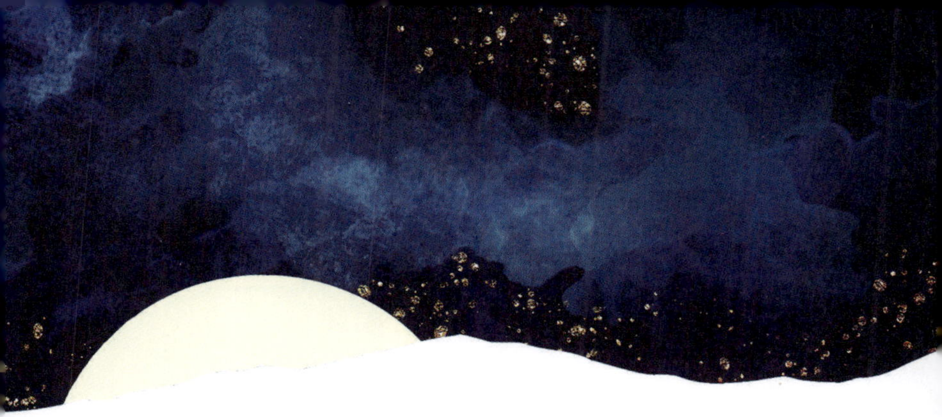

Bleib so lange ruhig sitzen oder liegen, wie du möchtest, und spüre deinen Atem, der dem Rhythmus der Wellen folgt.

Wenn du bereit bist, recke dich, strecke die Arme über den Kopf. Bewege deinen Kiefer hin und her, lass Geräusche heraus, die kommen wollen, oder gähne.

Lege die Hände vor dem Herzen zusammen. Dann kannst du in deinem eigenen Tempo zu Bett gehen und in einen friedlichen Nachtschlaf gleiten.

Innere Reise

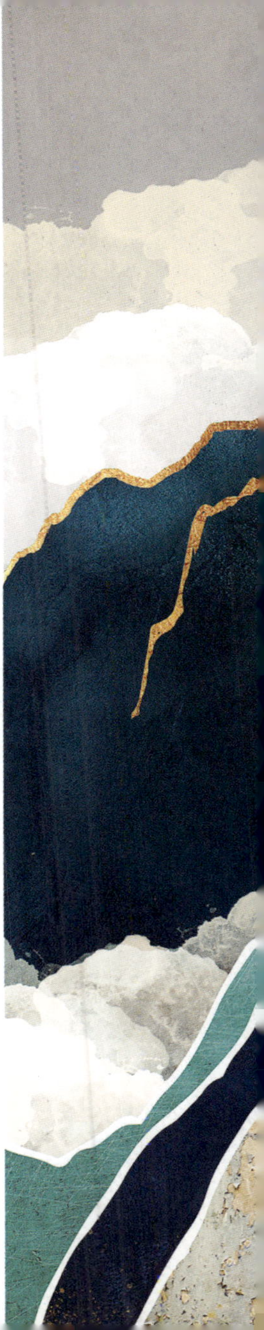

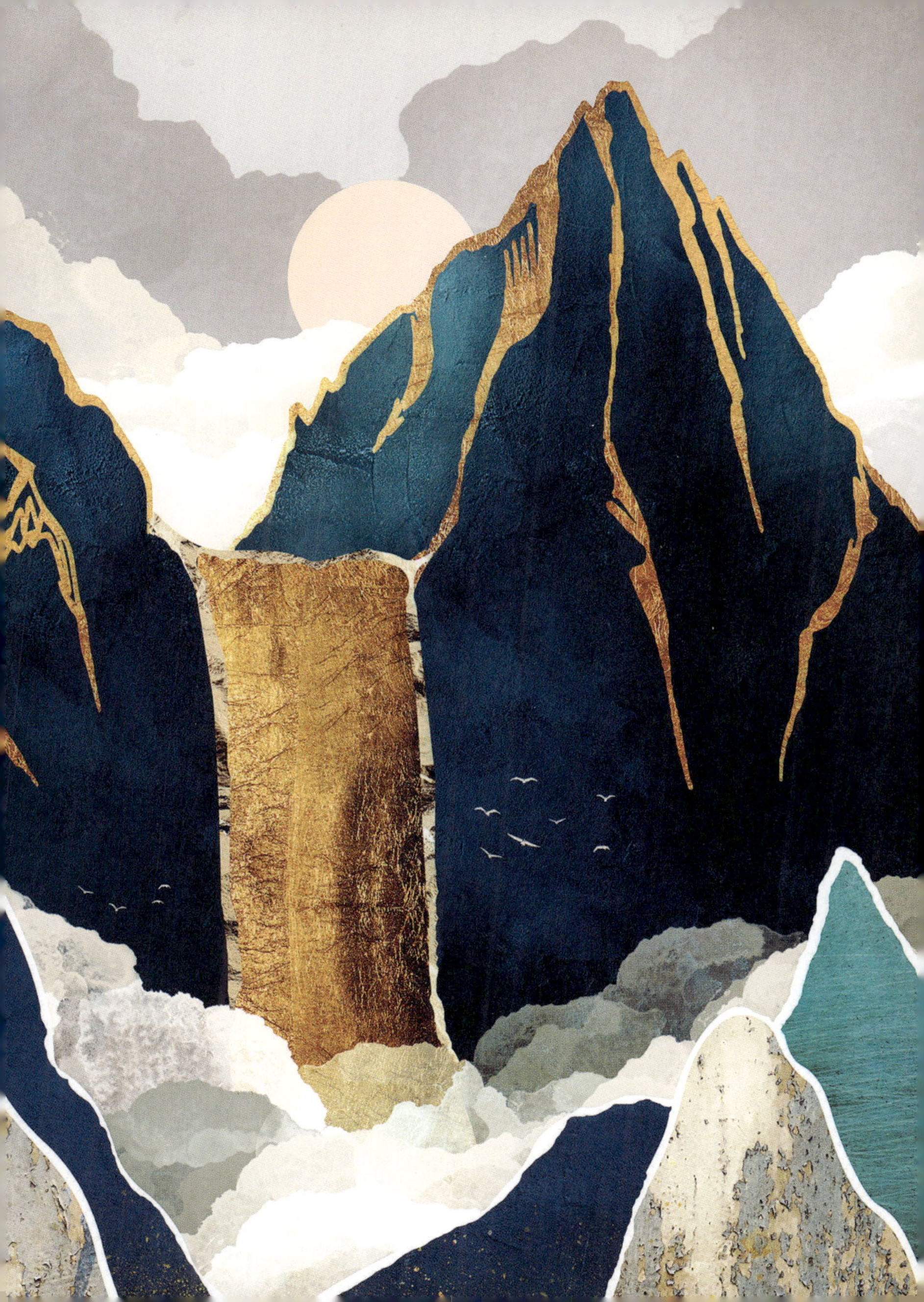

* **Ätherisches Öl:** Inhaliere Lemongrassöl, das die reinigende Wirkung unterstützt.

* **Ritual:** Schalte deine elektronischen Geräte aus, dämpfe das Licht und schließe die Vorhänge. Setze dich mit Tagebuch und Stift an einen angenehmen Platz. Schreibe alles auf, was dich heute Abend ablenken oder bei der Meditation stören könnte. Lege dann das Buch und die Ablenkungen zur Seite. Du weißt, dass du dich ihnen morgen wieder widmen kannst.

* Diese Zeit gehört dir. Es ist Zeit für tiefe Entspannung und innere Ruhe. Kontrolliere noch einmal, ob dir warm genug ist, und setz dich bequem mit gekreuzten Beinen auf den Boden. Stütze die Knie mit Kissen, wenn du möchtest.

Lege deine linke Hand auf dein linkes Knie. Die Handfläche zeigt nach oben. Lege Daumen und Mittelfinger zusammen. Lass die Hand entspannt in dieser Position. Lege jetzt Zeigefinger und Mittelfinger der rechten Hand zwischen deine Augenbrauen. Massiere diesen Bereich, das Dritte Auge, entgegen dem Uhrzeigersinn. Lass die beiden Finger zwischen den Augenbrauen. Lege den Daumen auf deinen rechten Nasenflügel und den Ringfinger auf deinen linken Nasenflügel. Der kleine Finger bleibt entspannt. Du wirst jetzt die Wechselatmung üben. Wenn du zwischendurch mehr Luft benötigst, atme sie durch den Mund ein.

Schließe dein rechtes Nasenloch mit dem Daumen. Atme durch das linke Nasenloch ein und zähle dabei bis vier. Schließe das linke Nasenloch. Halte kurz inne, öffne das rechte Nasenloch, atme aus und zähle dabei wieder bis vier. Pause. Einatmen durch das noch geöffnete rechte Nasenloch. Das rechte Nasenloch schließen und kurz innehalten. Das linke Nasenloch öffnen und vier Takte ausatmen. Das war ein Zyklus. Wiederhole den Zyklus noch viermal, ende jeweils mit dem Ausatmen durch das linke Nasenloch.

Lege nun auch die rechte Hand ab auf das rechte Knie, die Handfläche zeigt nach oben. Lege Daumen und Mittelfinger zusammen. Atme einen Moment normal und versuche, die Wirkung der Übung zu spüren.

Stell dir eine kleine flackernde Flamme am unteren Ende deiner Wirbelsäule vor. Atme in den unteren Rücken. Lass die Flamme durch deinen Atem größer werden. Lass die Flamme Wirbel für Wirbel in deinem Rücken aufsteigen. Spüre, wie deine Wirbelsäule mit dem Aufsteigen der Flamme stärker wird. Lass dir Zeit. Steuere Intensität und Geschwindigkeit der Flamme mit deinem Atem. Atme ein, wenn die Flamme deinen Hals erreicht und den Weg zum Hinterkopf fortsetzt. Lass beim Ausatmen die Flamme auf deinem Kopf tanzen. Atme ein und sieh, wie sie sich in flüssiges, goldenes Licht verwandelt. Atme aus und lass das goldene Licht fließen und durch deinen Hals hinabrinnen. Atme ein und verfolge, wie das goldene Licht deinen Brustraum ausfüllt. Atme aus, wenn es in dein Herz strömt. Atme ein, wenn sich das goldene Licht in deinem Bauchraum verflüssigt – ein reines, helles, goldenes Licht. Atme aus. Das schimmernde, geschmolzene Licht sammelt sich am unteren Ende deiner Wirbelsäule. Atme ein und beobachte, wie das goldene Licht an den Platz der Flamme zurückkehrt, wie Flamme und Licht verschmelzen, deine Seele beflügeln und deine Entschlusskraft stärken. Atme aus, lege die Hände zusammen, deine Daumen berühren das Brustbein. Sprich deinen Namen aus und danke dir selbst für alles, was du bist.

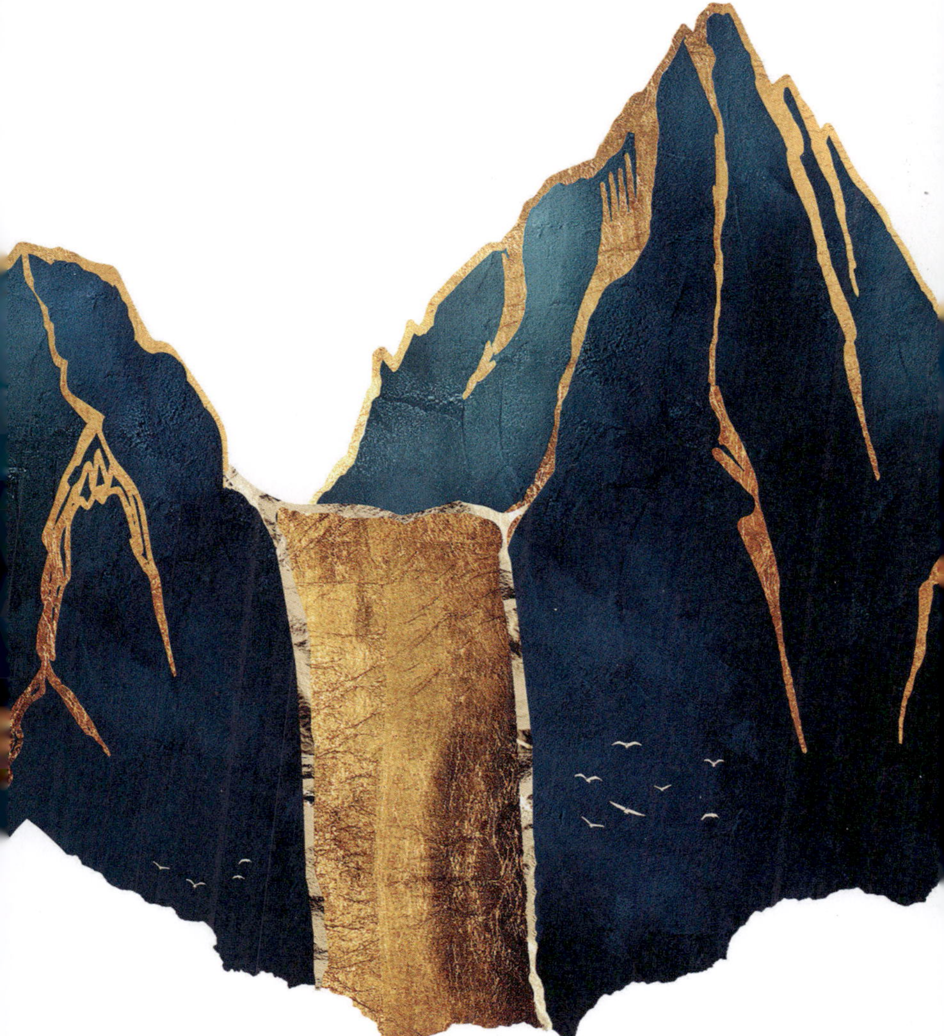

151
Innere Reise

Lass jetzt die Außenwelt hinter dir und gehe auf eine innere Reise. Eine Reise an einen Ort tiefer innerer Ruhe.

Du stehst an einem schönen Sandstrand. Die Sonne sinkt allmählich Richtung Horizont. Du spürst den warmen, sanften, salzigen Wind auf der Haut und siehst das weiche, rötliche Licht des Sonnenuntergangs. Der Sand fühlt sich unter deinen Füßen warm und weich an. Du sinkst etwas ein, während du den Wellen zuhörst, die in einem gleichmäßigen Rhythmus auf den Strand rollen.

Du bist entspannt und fühlst dich mit dir und der Welt wohl. Du hast den Strand ganz für dich allein und alle Zeit der Welt.

Du bemerkst, dass du einen kleinen Rucksack trägst.

Du hörst den beruhigenden Geräuschen des Meeres zu, dem Rhythmus der Wellen, die regelmäßig und zuverlässig kommen und gehen. Du spürst keinen Druck und hast keine Eile. Das Meer zieht dich an, und du trittst langsam näher ans Wasser.

Dort wartet ein kleines Boot auf dich. Es ist mit einem stabilen Tau am Strand festgemacht. Du hältst einen Moment inne und schaust den Vögeln zu, die mühelos über dir schweben. Du trittst ins warme, klare, blaue Wasser und steigst in das Boot. Den Rucksack nimmst du mit.

Wenn du bereit bist, löse das Seil und lass das Boot treiben.

Die natürliche Meeresströmung trägt dich langsam vom Strand weg. Das Boot treibt im Wasser und schaukelt gleichmäßig.

Das Meerwasser schimmert im Licht der untergehenden Sonne rosa. Vor dir kommt eine kleine Insel in Sicht.

Dein Boot bewegt sich mühelos durch das Wasser, bis es sanft auf den Strand der kleinen Insel gleitet.

Du bist angekommen.

Du steigst aus dem Boot in den warmen, weißen Sand. Den Rucksack nimmst du mit. Du schaust dich um und staunst über die Schönheit der Natur. Wenige Schritte vom Strand entfernt blühen Blumen in leuchtenden Farben. Exotische Vögel flattern zwitschernd durch die Bäume.

Dieser Ort verströmt eine besondere Energie. Du fühlst dich entspannt, aber auch neugierig und voller Forscherdrang. Du bist ganz präsent und nimmst die sanfte, strahlende Energie dieses wunderbaren Orts in dich auf.

Du fühlst dich friedlich.

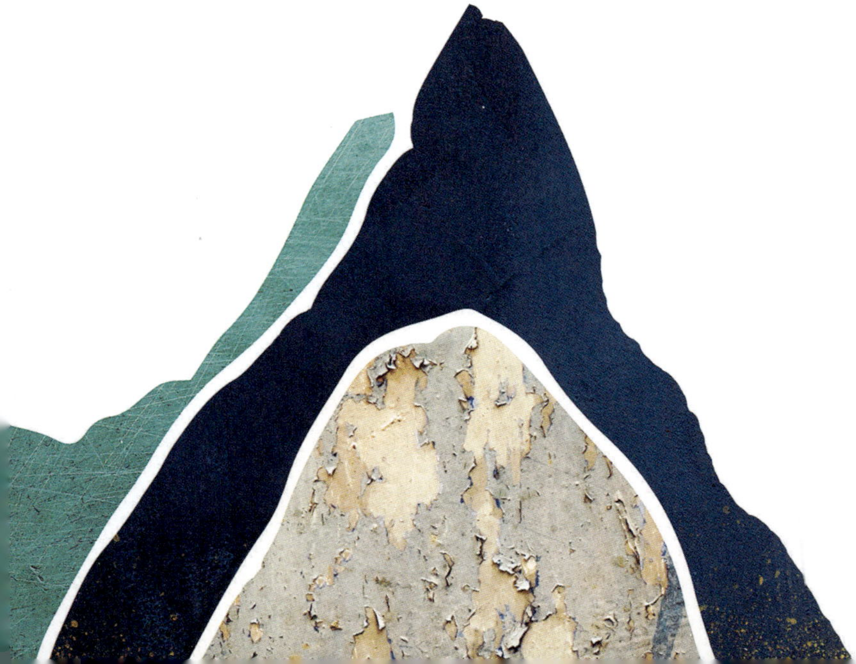

Du siehst eine Schneise zwischen den Palmen und in ihrer Mitte einen schmalen Weg, der auf einen kleinen Hügel führt.

Du folgst dem Weg, der sich zwischen den Bäumen hindurchschlängelt und dann den Hügel hinaufführt. Schritt für Schritt, Augenblick für Augenblick fühlst du dich sicherer. Du folgst dem Weg und weißt, dass alles gut ist. Als du dich dem Gipfel des Hügels näherst, kommt ein kleines altes Gebäude in Sicht. Du erreichst den Gipfel und stehst vor zwei großen Holztüren, den Wächtern dieses heiligen Orts. Du legst die Hände flach auf die Türen und spürst das raue Holz unter deinen Händen. Die Türen sind schwer, aber du kannst sie mühelos aufdrücken.

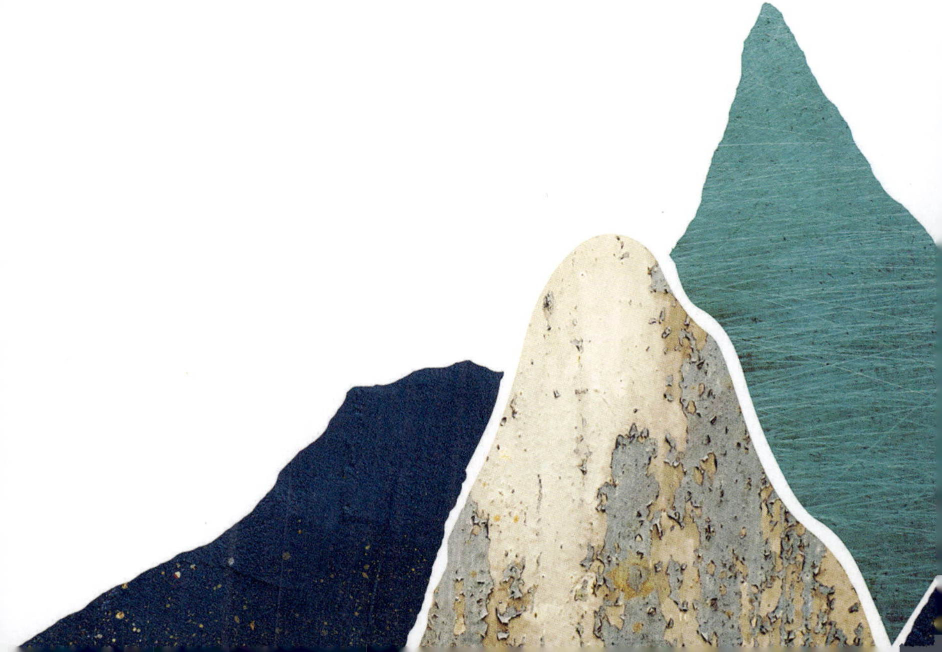

Der Raum hinter den Türen kommt dir vertraut vor, wie die Erinnerung an einen schönen Traum oder einen Ort, an dem du als Kind einmal warst.

Am Ende des Raums siehst du ein schönes Buntglasfenster. Abendlicht fällt herein, bildet ein Kaleidoskop aus Farben und beleuchtet den Raum wie eine Kathedrale. Eine Kraft, der du vertraust, zieht dich weiter in den Raum hinein. Du fühlst dich friedvoll und sicher.

Du stehst mitten im Raum, bunte Lichtreflexe tanzen um dich. Vor dir steht ein Tisch. Jetzt weißt du, warum du gekommen bist. Du legst den Rucksack auf den Tisch. Er enthält etwas Schweres, das du nun nicht mehr tragen musst. Du packst den Rucksack aus und betrachtest den Inhalt nachdenklich. Es hatte seinen Grund, dass du dieses Gewicht getragen hast. Du bist dankbar für alle Lektionen, die du beim Tragen gelernt hast. Bedanke dich, dass du hierher geführt wurdest, wo du nun loslassen und die schwere Last ablegen kannst. Sobald du dein schweres Gewicht loslässt und an diesem heiligen Ort hinterlässt, scheint sich dein Geist auszuweiten. Du fühlst dich zeitlos ... grenzenlos ... entspannt.

Genieße diese innere Ruhe. Wenn sich Gedanken melden, lass sie kommen, aber auch weiterziehen und wende deine Aufmerksamkeit wieder den tanzenden Lichtreflexen zu.

Nun ist es Zeit für den Rückweg. Du nimmst den leeren Rucksack und fühlst dich befreit, leicht, klar und zufrieden.

Du drehst dich um, öffnest die Türen und trittst hinaus auf den Weg. Du wirst von einem Himmel begrüßt, der rot, golden, rosa und orange leuchtet. Die Sonne folgt deinem Abstieg vom Hügel, durch den Palmenhain zurück zum Boot. Tief im Herzen weißt du, dass du jederzeit wieder herkommen kannst.

Du gehst zwischen den Palmen hindurch und kommst an den Strand. Dein Boot wartet da auf dich, wo du es zurückgelassen hast.

Du gehst zum Wasser und steigst ins Boot.

Du fühlst dich entspannt und beschützt. Du weißt, dass dein Boot dich sicher nach Hause bringen wird.

Deine Reise verläuft ruhig und ohne Anstrengung. Du fühlst dich leicht und vollkommen ruhig und lässt dich von der Strömung tragen.

Du erreichst den Strand, steigst aus dem Boot und betrittst den Strand. Du bist zu Hause.

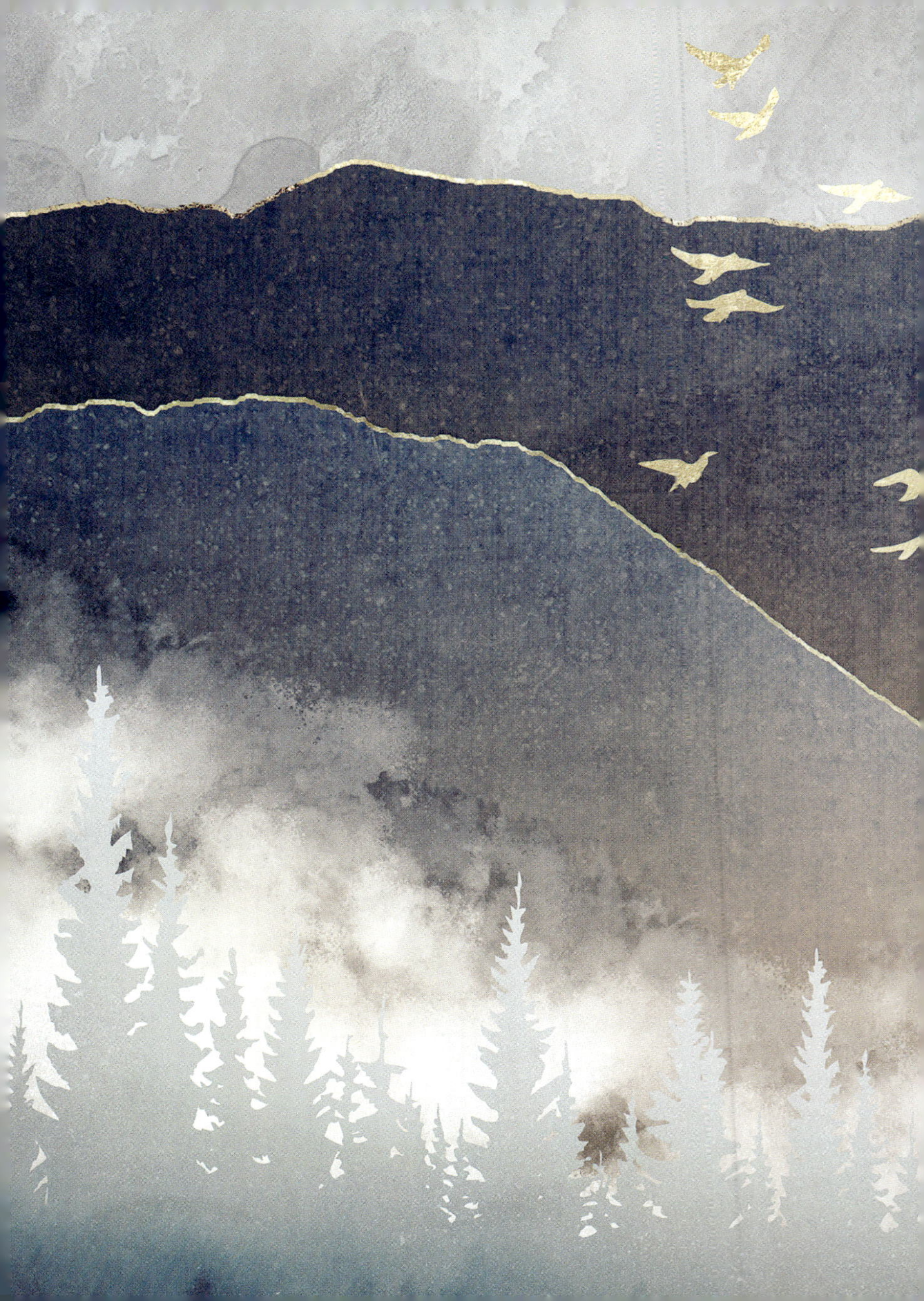

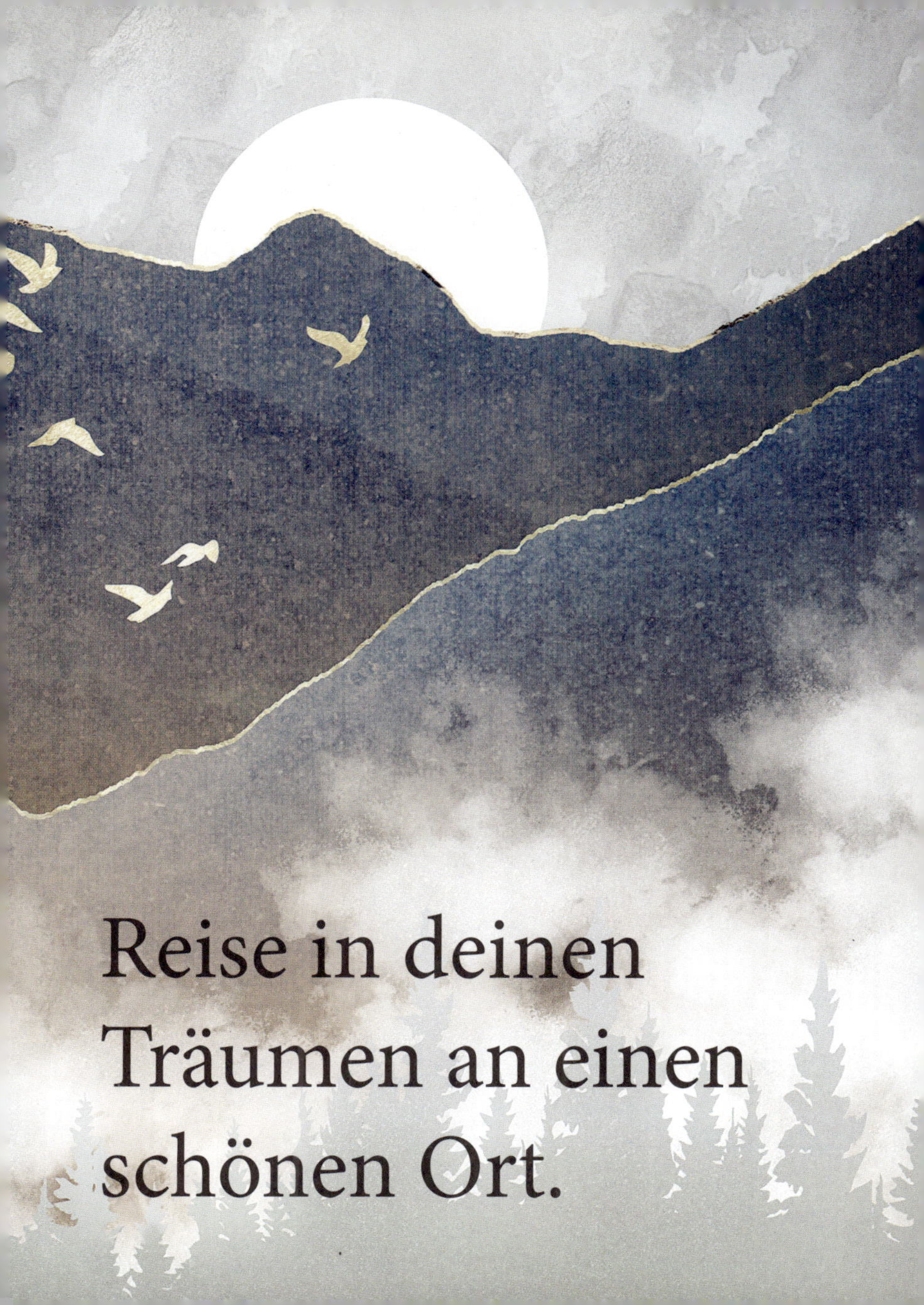
Reise in deinen
Träumen an einen
schönen Ort.

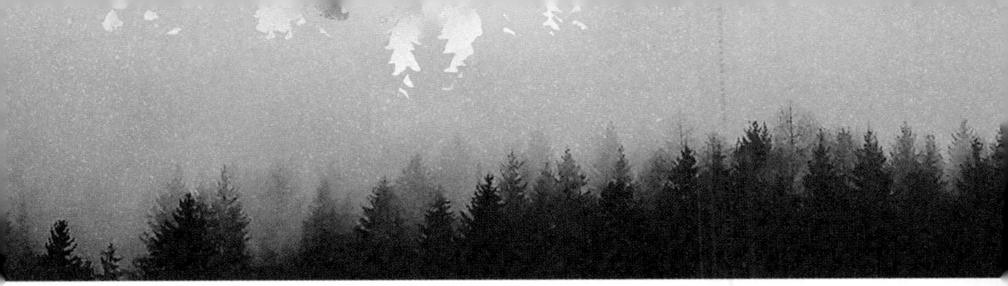

Über die Autorin

Danielle North arbeitet seit vielen Jahren als Coach für Führungskräfte, beispielsweise in Unternehmen wie HSBC, McKinsey, Unilever und SAP. Sie konnte über 15 Jahre lang Berufserfahrung auf Chefetagen in 20 verschiedenen Ländern sammeln. Aufgrund der Erkenntnis, dass man ehrgeizige Ziele auch erreichen kann, indem man Geist und Körper bewusst Erholungspausen gönnt, hat sie einen Coaching-Stil entwickelt, der das Auf und Ab des Lebens annimmt, statt dagegen anzukämpfen.

www.pauseglobal.com

www.facebook.com/pauseglobal

www.instagram.com/pauseglobal_

https://twitter.com/pauseglobal_